痛み取りのカリスマ治療家が

わかりやすく教える
症状改善への最短経路

図解 今すぐ治せる!

坐骨神経痛《ざこつしんけいつう》

さかいクリニックグループ代表
酒井慎太郎

Gakken

坐骨神経痛《ざこつしんけいつう》による腰から足先のしびれ・違和感は簡単に楽に最短で治せる！

太もも・お尻・ふくらはぎ・足裏などの下半身のしびれや重だるさ、違和感は自宅でスーッと消すことができます！

効果抜群で効率的な「セルフケアの決定版」

あなたの体を
本来あるべき状態に
戻して、不調の
根本的な問題を
解決する特効ストレッチ

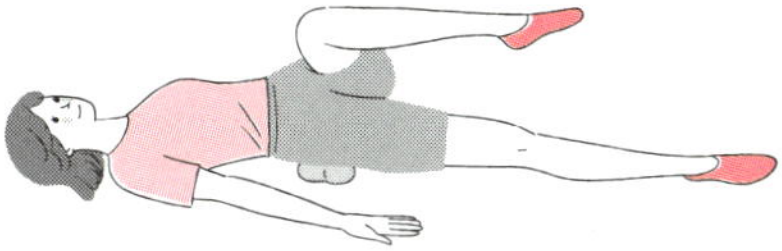

あなたの坐骨神経痛の
「ほんとうの原因」を
図解でどこよりも
わかりやすく解説！

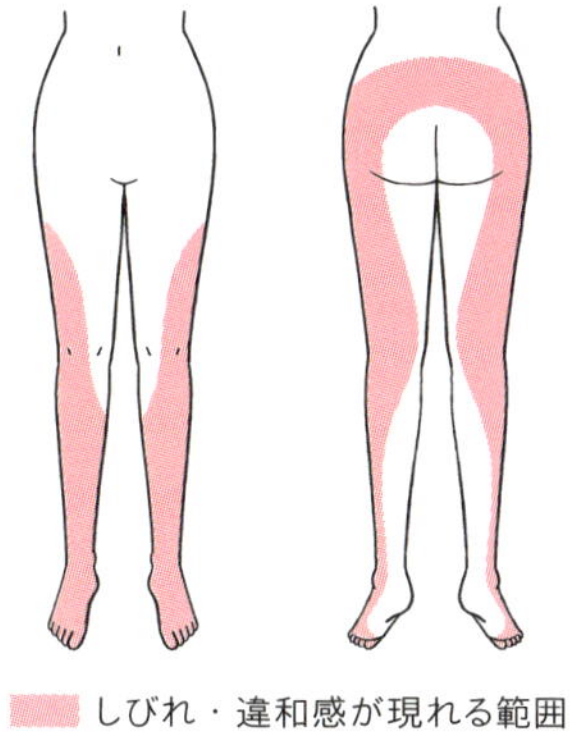

普段の暮らしの中での
つらさを最小限にして
不調解消を早める
生活習慣のコツも伝授！

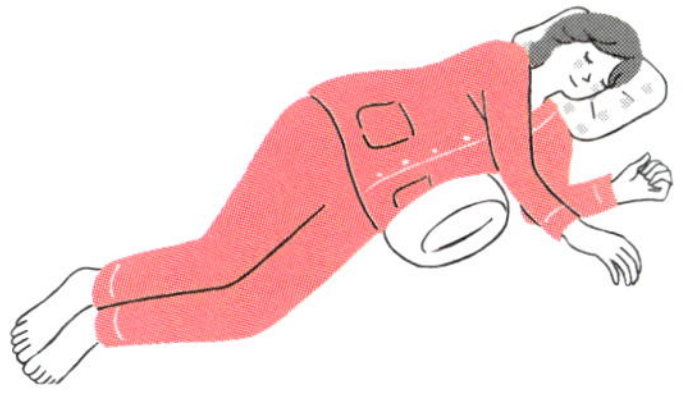

坐骨神経痛への対策
だけでは治まらない
しびれ・違和感の
解消法も掲載！

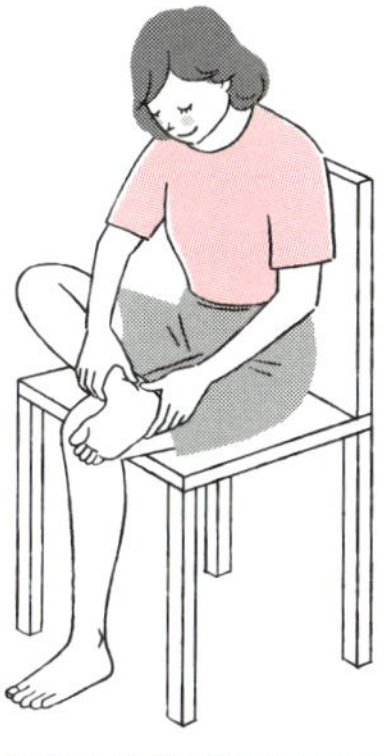

あなたも、こんな不調に悩まされていませんか？

- 脚やお尻、足の裏などに、しびれ・重だるさ・違和感・痛みがある
- 足の指と指の間に、物が挟まっているような違和感がある
- ピリピリした感じの痛みがあり、ときには下半身に稲妻が走るように、しびれがバーッと広がることもある
- 激しい運動をしたわけでもないのに、太ももやひざの外側、ひざ裏などに「張っている」感覚があり、重だるい
- 脚のしびれや重だるさなどの症状は、姿勢によって変化する

☑ 歩行時、足裏に「雲の上」を歩いているかのようなフワフワ感や、「針の床の上」を歩いているようなチクチクとする違和感がある

☑ 朝に目覚めたとき、起き上がるのがつらいほどのしびれ・痛みがある

☑ 夕方や天気が悪くなる前、またはスーパーの冷凍食品売り場の前を通っただけでも、下半身のしびれ・違和感・痛み・筋肉痛のような重だるさが増す

☑ 腰や脚が重くなったり痛くなったりして、歩けなくなることがあるが、前かがみになったり、イスに座ったりすると楽になり、再び歩ける

ひとつでも当てはまる項目があった人は、本書でご紹介する「セルフケアの決定版」をぜひ実践してください!

下半身のしびれや違和感を自分で治すためのセオリーを伝授！

坐骨神経痛とは、お尻・脚・足先にいたるまでの下半身（左ページのイラストの赤い範囲　）に、しびれ・重だるさ・違和感・痛みなどが現れる症状です。

坐骨神経には、体の各部位からの情報を中枢（脳・脊髄《せきずい》）へ伝える「感覚神経」の線維と、中枢からの指令を各部位へ伝える「運動神経」の線維があります。

本書では、主に**「しびれる」「違和感がある」「痛い」**といった感覚神経の障害・まひ（知覚機能障害）にフォーカスして、そうした不快な症状を皆さんが自力で解消するための最善策をお伝えします。

実は、私自身も過去に坐骨神経痛に苦しんだ後、不快な症状を自力で完治させた経験があります。当院の患者さんにおいても、**坐骨神経痛を訴える人の99％は不調の改善・解消に成功しています。**次は、あなたの番です。

「坐骨神経痛を自分で治すためのセオリー」を、ぜひ実践してみてください。

坐骨神経痛の症状が現れる主な範囲

前面 下半身を おなか側から 見たところ

後面 下半身を 背中側から 見たところ

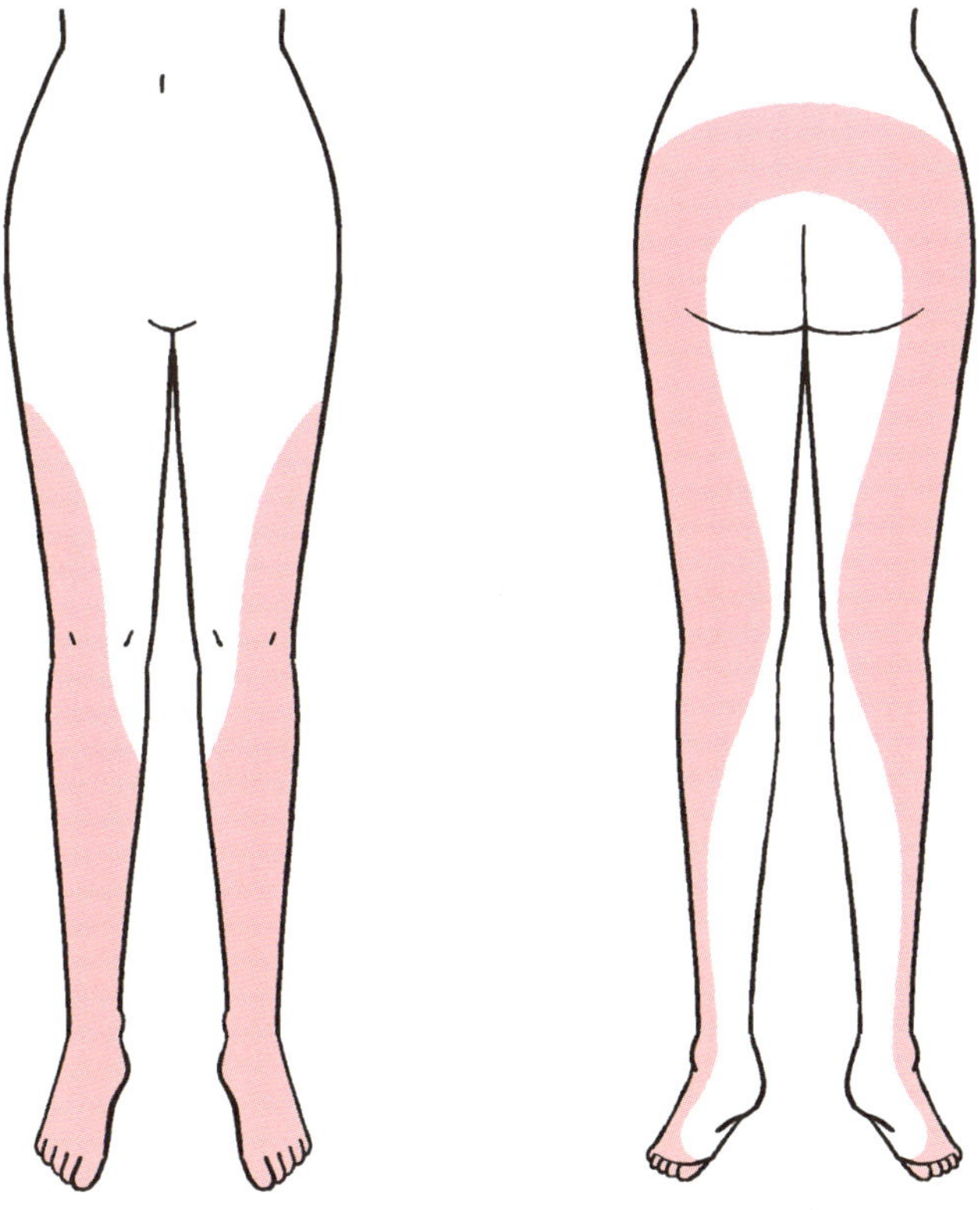

しびれ・重だるさ・違和感・痛みなどの感覚障害は、主に上のイラストの赤い範囲（　　）に現れる。

「まだ我慢できる」とあまくみて放置していると、症状はどんどん悪化し、運動機能の障害まで現れることも（27、119ページ参照）。それだけに、いち早く適切な対処・ケアをすることが必要。

簡単・画期的・効率的なセルフケアであなたの不調は自分で治せます！

坐骨神経痛の症状は非常にやっかいで、とてもつらいものです。ただし、実は「坐骨神経痛」という病気はありません。「えっ、どういうこと？」と驚いた人もいらっしゃるかもしれませんね。

医学的には、坐骨神経痛とはあくまでも「症状」であり、「病名」ではありません。例えば、「脊柱管狭窄症や椎間板ヘルニアという病気」があり、その病気が「坐骨神経痛という症状」を引き起こしているとされているのです。

ところが、当院にいらっしゃる患者さんの中には、腰などに異常がなくても、「坐骨神経痛がなかなか治らない」と口にする人が多数いらっしゃいます。

それも無理はありません。昔から一般的に、**下半身に現れるしびれ・痛みといえば坐骨神経痛**という印象が根づいていることは私もよくわかっています。

そこで本書では、専門的な定義・分類に当てはまる坐骨神経痛だけに限らず、広い意味での坐骨神経痛についてお話しすることにしました。

なぜなら、治療や施術をする側の視点・意見を押し通すより、患者さん側の視点で、**広い意味での坐骨神経痛によるしびれ・痛みに悩む人に有益なこと**をお伝えするほうが、はるかに重要と考えたからです。

以降の内容を読み進めてくだされば、**自分の坐骨神経痛の「ほんとうの原因」**を見極められます。そして、その「ほんとうの原因」に自らアプローチできる**簡単・画期的・効率的なセルフケア**を今日から実践できます。

筋トレや体操などをただやみくもに行っても、坐骨神経痛の症状は和らぎません。坐骨神経痛を自力で治すためには、本書でお話しするプロセスでのセルフケアが絶対に必要です。

そして、皆さんはそれを実践すれば、これまでに経験したことがないほどスムーズに不調を改善できるようになり、しつこくまとわりつくような坐骨神経痛を消し去ることも可能になるのです。

図解 今すぐ治せる！ 坐骨神経痛／目次

プロローグ

第1章

下半身全体にしつこく現れる「しびれ・違和感」の正体

第2章

関節・骨・筋肉が原因の「しびれ・違和感」を自分で治す！ 特効ストレッチ

第3章

神経が原因の「しびれ・違和感」を自分で治す！ 著効ストレッチ

第4章

下半身に広がった「しびれ・違和感」を自分で消すための「9つの新生活習慣」

第5章

よくある疑問をスッキリ解消！「しびれ・違和感」対策Q&A

第 1 章

SAKAI'S METHOD

下半身全体にしつこく現れる「しびれ・違和感」の正体

FOR BACK & LEGS PAIN

しびれや違和感を生み出している「ほんとうの原因」は3つある

坐《ざ》骨《こつ》神《しん》経《けい》痛《つう》の症状を自力でスムーズに治す第一歩は、不調の「ほんとうの原因」を知ることです。

それができてこそ「その場しのぎの対処法」で済ますことなく、不調を根本から消し去ることができるからです。

坐骨神経痛などによる**下半身のしびれ・重だるさ・違和感・痛み**を生み出す「ほんとうの原因」は、主に3つあります。

まれに、骨盤内にできた腫瘍などが原因となることもありますが、いわゆる一般的な坐骨神経痛は、左ページの表にある**3つの問題（❶腰周りの「関節・骨」、❷腰周りの「筋肉」、❸下半身にある「神経」）**が原因で起きているケースがほとんどです。

そこで、以降のページでは、それら3つの原因・問題を図解しながらわかりやすくご説明します。

下半身のしびれ・重だるさ・違和感・痛みを生み出す主な3つの原因

❶腰周りの「関節・骨」に問題がある場合	腰周りの骨の並び・関節の可動域（動く範囲）に起こった異常が原因で、下半身にある神経の伝わりが悪くなり、しびれ･違和感･痛みが発生する。 (→詳細は 20 ページ) 例：腰椎《ようつい》の椎間板《ついかんばん》ヘルニアや脊柱管狭窄症《せきちゅうかんきょうさくしょう》、圧迫骨折、仙腸関節《せんちょうかんせつ》の障害などが起こっている状態
❷腰周りの「筋肉」に問題がある場合	腰周辺やお尻にある筋肉の緊張・硬直が原因で、下半身にある神経の伝わりが悪くなり、しびれ・違和感・痛みが発生する。 (→詳細は 22 ページ) 例：梨状筋《りじょうきん》や腸腰筋《ちょうようきん》の硬直などが起こっている状態
❸下半身にある「神経」に問題がある場合	腰から足先までにある神経のいずれかの部位で伝わりが悪くなり、しびれ・違和感・痛みが発生する。 (→詳細は 24 ページ) 例：坐骨神経や後大腿皮神経《こうだいたいひしんけい》、上殿皮神経《じょうでんひしんけい》、足底神経《そくていしんけい》の障害などが起こっている状態

大多数の坐骨神経痛を生み出している腰周りの「関節・骨」の問題

坐骨神経とは、**腰周りの骨から出た神経が合流して太い神経になったもの**です。もう少し詳しく言うと、背骨の腰部分を構成している骨（腰椎）の下部（第4腰椎・第5腰椎）の後ろ側から出た神経と、そのすぐ下にある骨盤の骨（仙骨《せんこつ》）の前側から出た神経が「合流した神経」ということになります。

また、合流しているところは、仙骨と腸骨《ちょうこつ》（仙骨と同じく骨盤を構成している骨）から成る「仙腸関節」付近です。

これらの腰周りの関節や骨に問題が起こると、**坐骨神経の始まり部分が圧迫されたり刺激されたり**して、しびれや重だるさ、違和感、痛みなどの不調が発生します。

なお、このように**坐骨神経が圧迫・刺激される原因**には2つのタイプがあります。簡単なセルフケアで坐骨神経痛を解消するためには、どちらのタイプに当てはまるかを見極めることが重要です。その点については、第2章でご説明します。

❶腰周りの「関節・骨」と神経

骨盤（前から見た図）

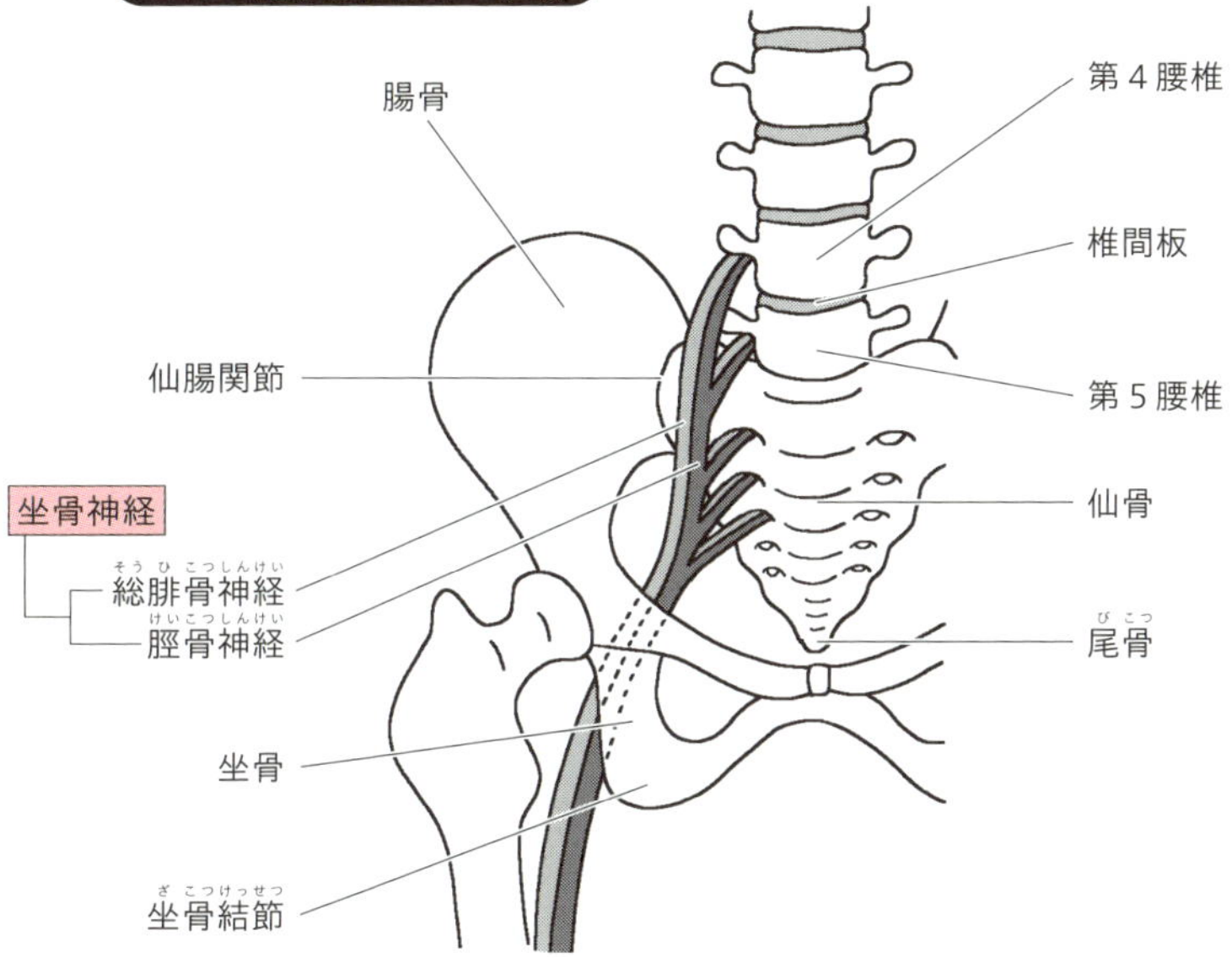

腰椎（横から見た図）

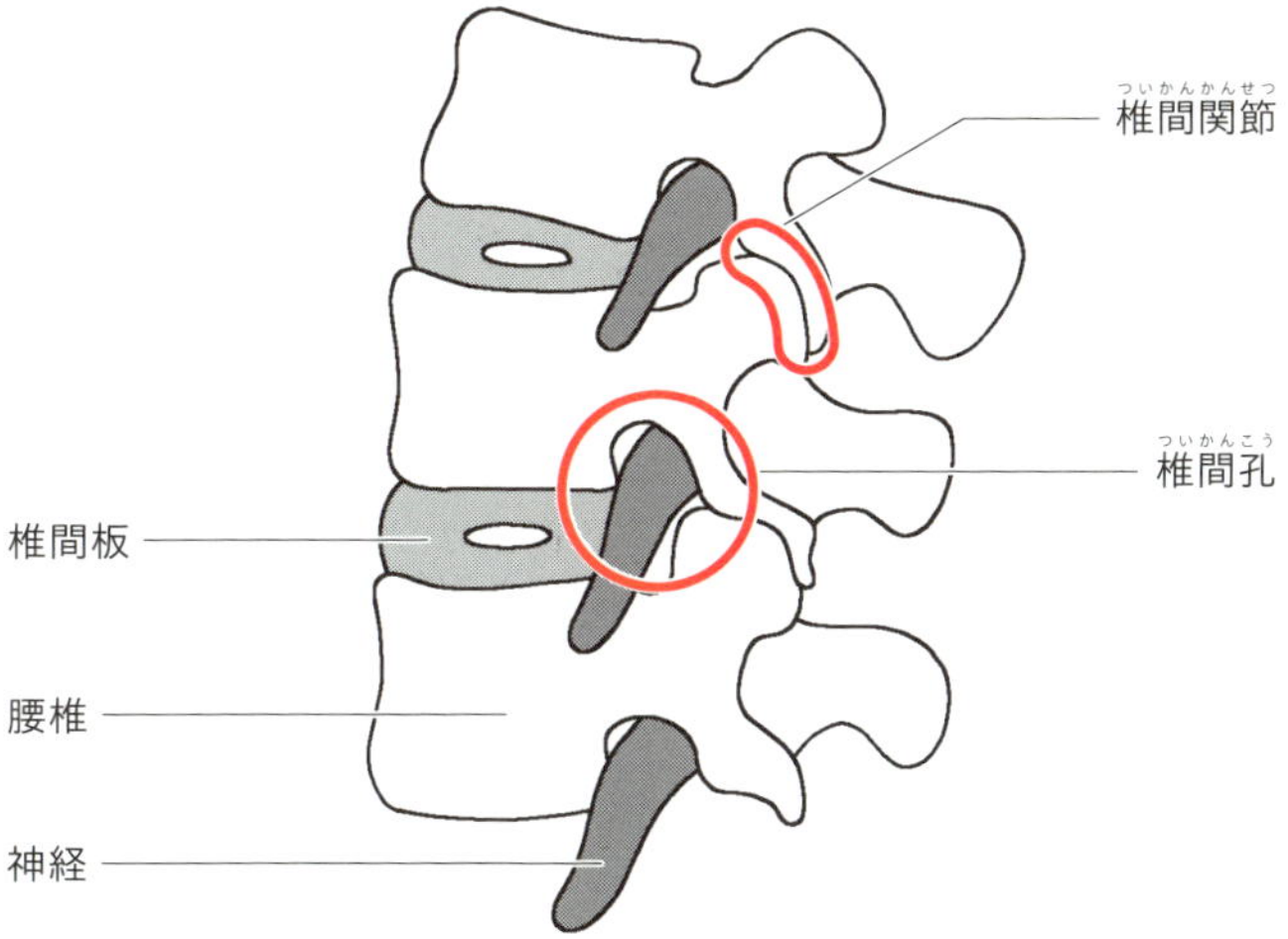

腰周りの「筋肉」が硬直した場合も神経を圧迫・刺激してしまう

坐骨神経は、腰椎と仙骨から出た神経が、仙腸関節付近で合流したものです。そして合流した後は、体の後ろ側にまわり、お尻〜太ももの骨（大腿骨《だいたいこつ》）の後ろ側を通って下半身に伸びていきます。

背骨の中を走る神経（脊髄《せきずい》）から枝分かれして全身に伸びる神経を末梢神経《まっしょうしんけい》といいますが、**坐骨神経は人体で最も長く太い末梢神経**です。

そうした走行ルートにある**筋肉が緊張・硬直**している場合も、**筋肉の中やその脇を通る坐骨神経は圧迫・刺激**されてしまい、しびれ・違和感・痛みの原因になります。代表的な例は、お尻の深層にある「梨状筋」という筋肉の緊張・硬直による締め付けです。

また、厳密には坐骨神経痛ではありませんが、太ももの前側にある太い神経（大腿《だいたい》神経《しんけい》）が周囲の筋肉によって締め付けられた場合も、坐骨神経痛のような不調が現れてしまいます。

❷腰周りの「筋肉」と神経

骨盤（前から見た図）

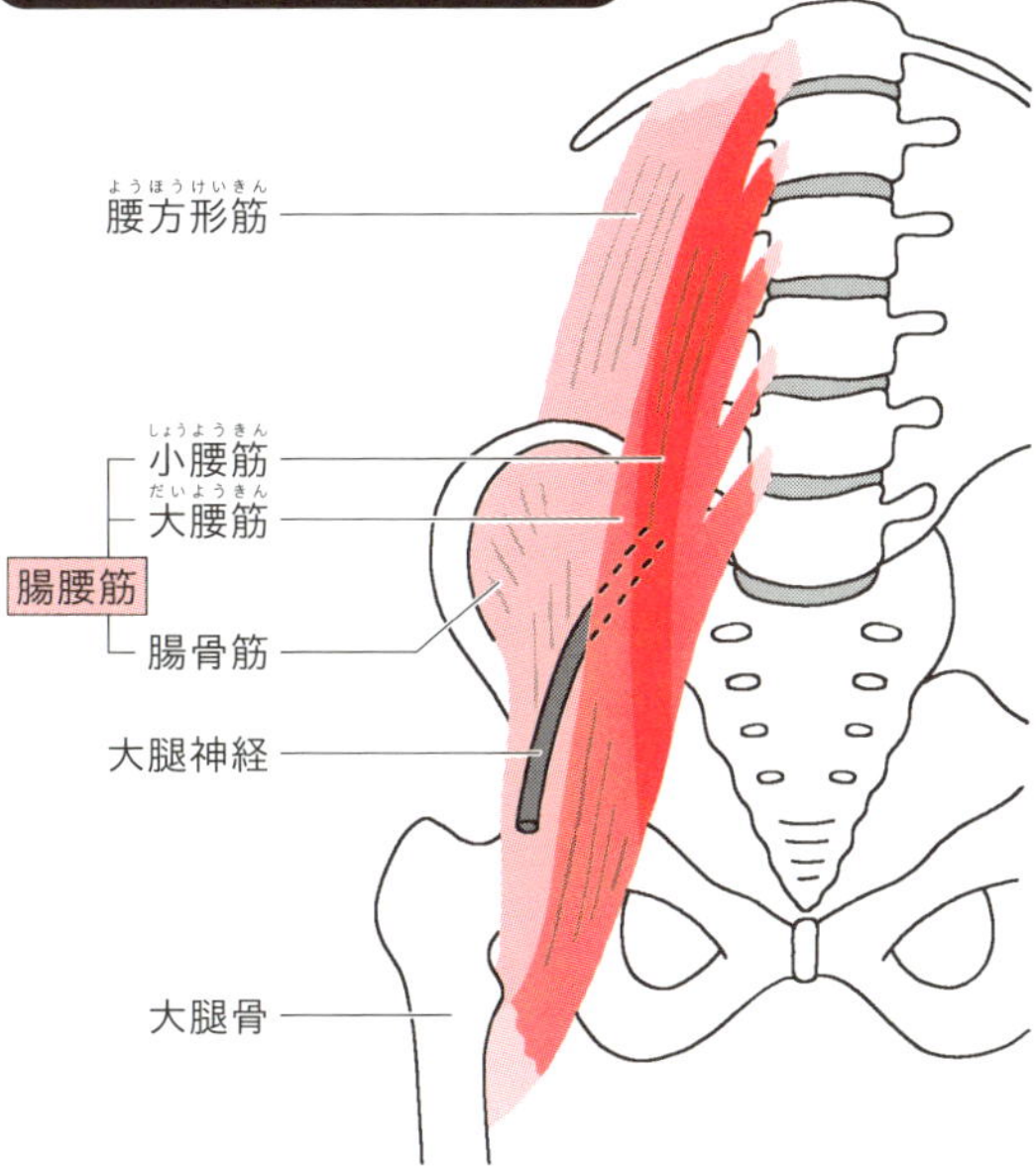

骨盤（後ろから見た図）

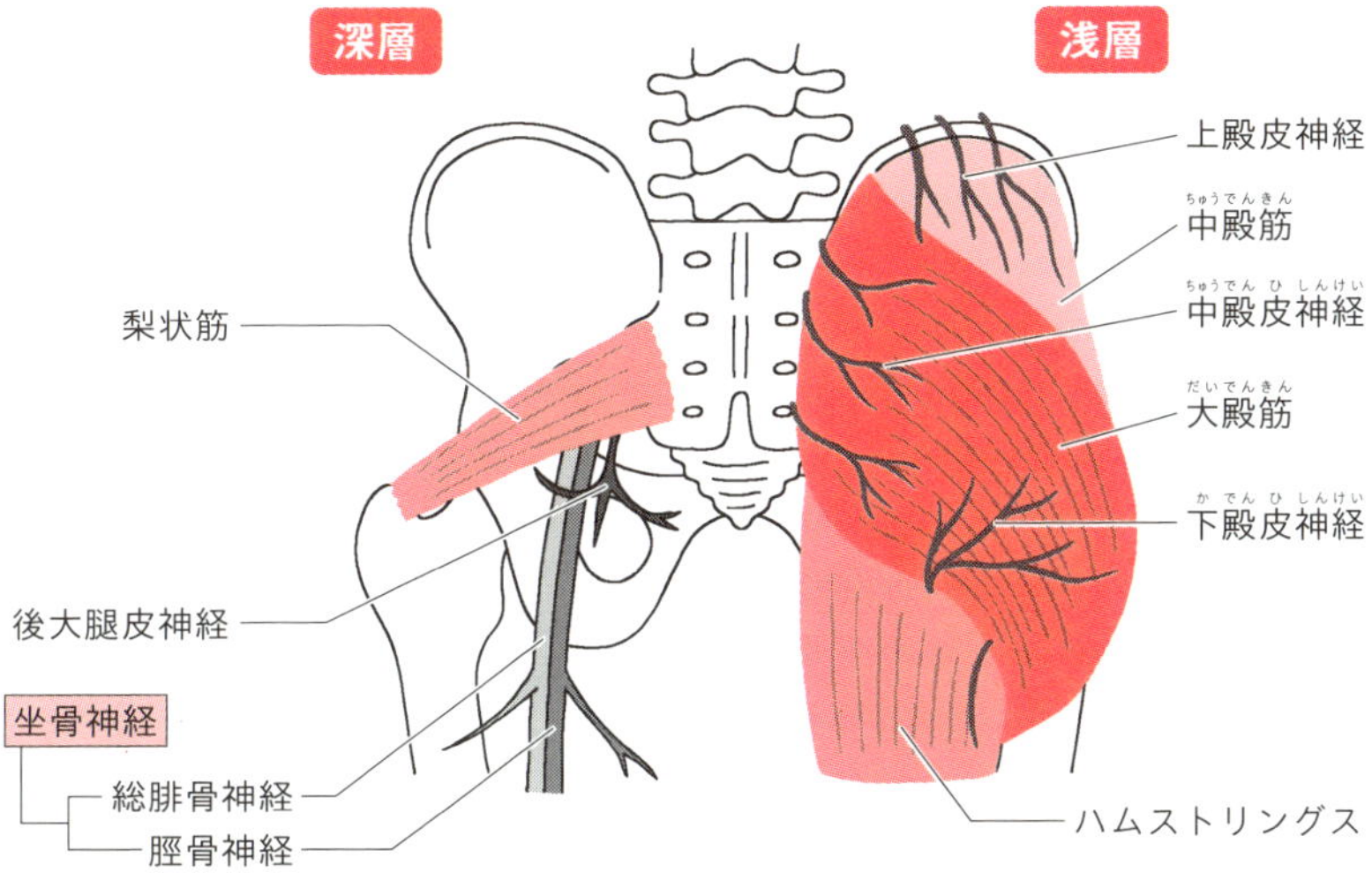

下半身にある「神経」が硬くこわばった状態もしびれ・違和感・痛みの元になる

お尻・太ももの後ろ側を通った坐骨神経は、ひざ裏の上部で「総腓骨神経」と「脛骨神経」に分かれ、前者は主に**足の甲側から指先**へ、後者は**足裏側から指先**へ伸びていきます。

この走行ルートのそばにある**筋肉・腱《けん》（筋肉と骨をつなぐ組織）・靭帯《じんたい》（骨と骨をつなぐ組織）などが緊張・硬直**している場合も、やはり坐骨神経は締め付けられ、しびれ・違和感・痛みが現れます。

また、体の組織が緊張・硬直し続けた状態は、専門的には「拘縮《こうしゅく》」と呼ばれますが、坐骨神経の周囲にある組織の拘縮が続くと、坐骨神経そのものも拘縮し、それもまたしびれ・違和感・痛みの原因になります。

こうした**「周囲の組織からの締め付け」**や**「神経そのものの拘縮」**は、下半身の神経全般で起こり、坐骨神経痛のような症状を引き起こします。お尻にある上殿皮神経・後大腿皮神経などの神経（23ページ参照）に問題がある場合が、その代表例です。

❸下半身にある「神経」

筋肉（足首を伸ばした状態）

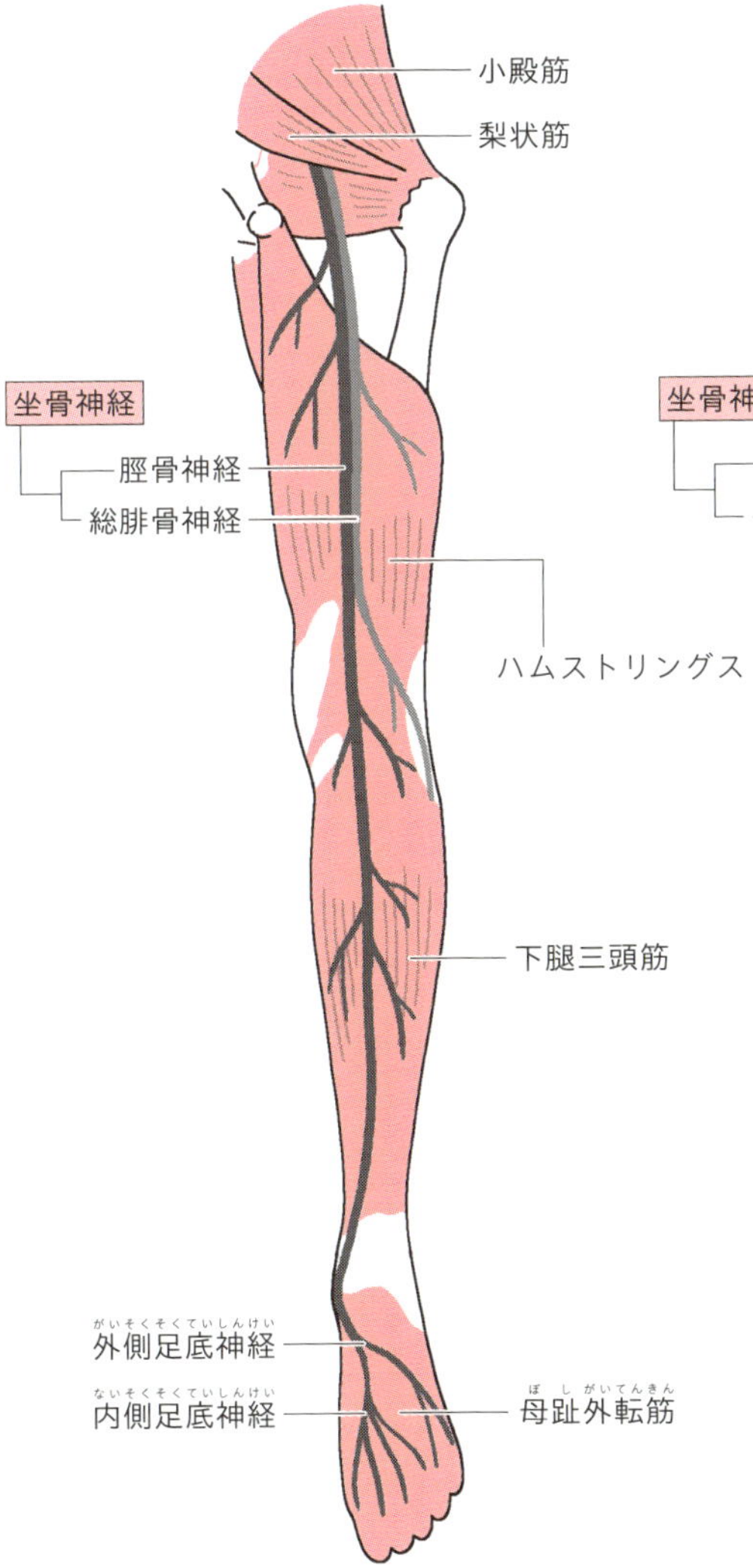

骨格（足首を曲げた状態）

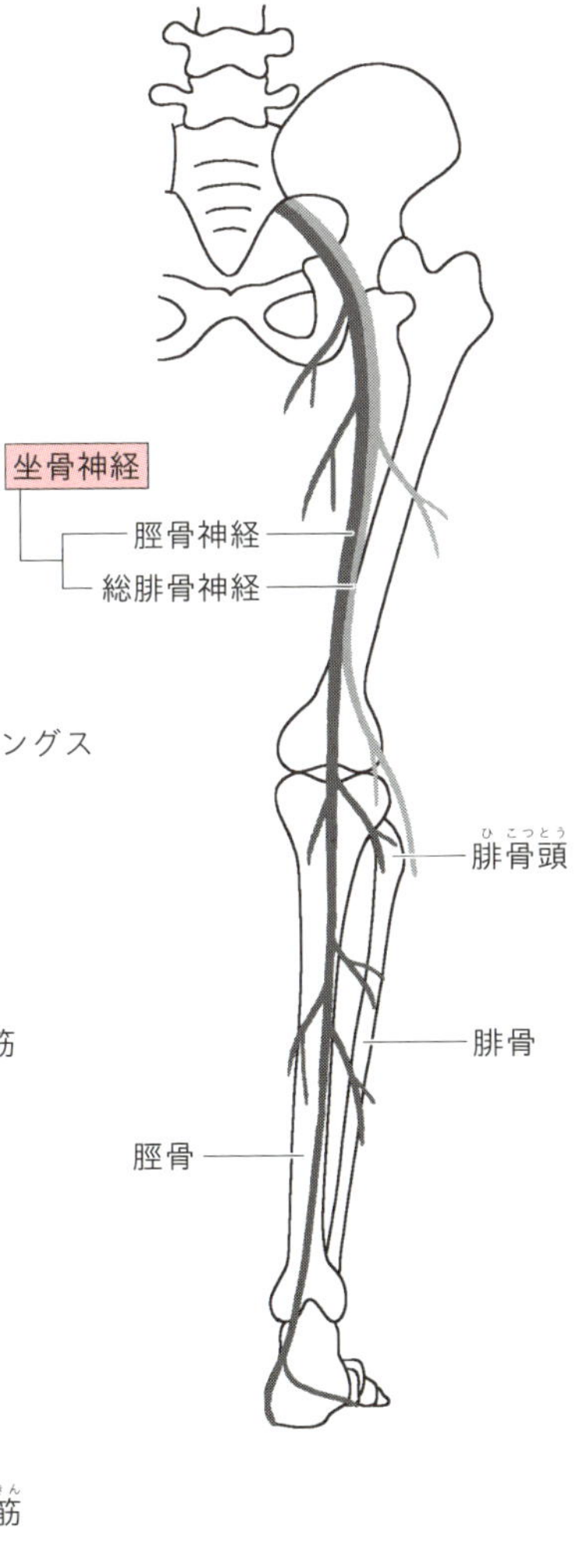

※イラストは右脚（後ろから見た図）

なぜ病院に通っても症状が改善しないのか。どうすれば不快な症状を軽快できるのか

すでに病院や整形外科に通っている人の中には、「どうして自分の坐骨神経痛はよくならないのか？」と感じている人もいらっしゃるでしょう。

その疑問に対する答えはシンプルです。**一般的に行われている治療法はすべて「一時的に症状を軽減するだけの対症療法」に過ぎないから**です。そして、坐骨神経痛の「ほんとうの原因」に適切なケアをしないうちに、症状がどんどん進行し、最終的に手術をすすめられる人がよくいらっしゃいます。

手術を受けて、症状が改善・解消するケースはもちろんあります。しかし一方で、「しびれや痛みが残っている」と口にする患者さんも多数いらっしゃるのが実情です。

私は、**安易に手術に頼る前に、本書にあるような「自分でできること」をすべてやってみることをおすすめします。**それでも坐骨神経痛の症状が改善・解消しない場合は、左ページの目安を参考に手術を検討するといいと思います。

一般的な病院・整形外科での坐骨神経痛対策

しびれや痛みを抑えるための内服薬が処方され、しばらく様子をみる

↓

場合によっては、坐骨神経痛の原因になっている腰痛に対し、
神経ブロック注射が行われる

↓

症状が改善されない場合、手術が行われる

↓

手術で症状がよくなるケースはあるものの、
改善・解消しない例も多数ある

なぜなら……

- 「神経を圧迫していた環境」は手術で改善したが、神経そのもののケアはしていないから
- 手術をした箇所のほかにも、術前の画像診断ではわからない神経圧迫があったから
- 厳密にいうと坐骨神経痛ではないが、坐骨神経痛のような症状が現れる問題があったから

手術に頼る前に、「自分でできること」はすべてやるべき!

手術を検討する目安

下記❶～❸の項目のうち、2つ以上に該当する場合は手術を検討

❶しびれ・違和感・痛みを通り越し、「脚の感覚がなくなってきた」「すでに脚の感覚がない」という症状がある

❷「つま先立ちができない」「かかと立ちができない」「脚を思うように上げられない（力が入らない）」など、運動機能の障害が頻繁に現れる（119ページ参照）

❸トイレで思うように用を足せないなど、排尿・排便障害も現れている

教えて！　酒井先生

COLUMN 1

腰の「椎間板ヘルニア」ってどんな病気ですか？

「椎間板」とは、背骨（椎骨）の骨と骨の間にある組織で、背骨の腰部分を構成している腰椎どうしの間にも存在しています。

椎間板の内部にはゼリー状の「髄核《ずいかく》」という組織があり、周囲は「線維輪《せんいりん》」という軟骨で囲まれています。この構造により、腰を守るクッション機能などを果たしています。

しかし、前かがみの姿勢の習慣化などで腰椎前方の構造が崩壊し、アンバランスな負荷がかかるようになると、椎間板にヒビが入り、髄核の一部が背中側の外に押し出されてしまいます。

そのはみ出した部分＝ヘルニアが、神経（神経根《しんけいこん》や馬尾《ばび》）を圧迫してしまい、しびれや痛みを感じるようになります。ヘルニアが刺激している神経は、お尻・脚・指先に向けて長く伸びているため、これらの部位に不快な症状が現れます。

ただし、本書にあるストレッチや、姿勢改善などの生活習慣を実践すると、はみ出したヘルニア部分は自然と引っ込み、元の位置に戻っていきます。

正常な椎間板の状態

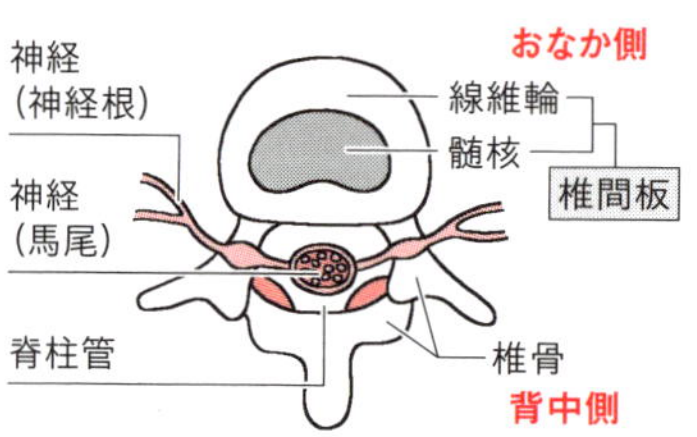

椎間板ヘルニアの状態

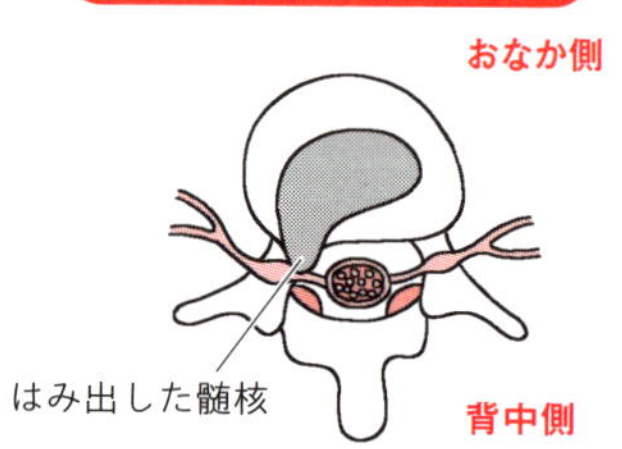

第2章

SAKAI'S METHOD

関節・骨・筋肉が原因の「しびれ・違和感」を自分で治す! 特効ストレッチ

FOR BACK & LEGS PAIN

「自分のしびれ・違和感の原因」に合わせたセルフケアで、不調を根本から解消

第1章では、坐骨神経痛《ざこつしんけいつう》などによる下半身のしびれ・重だるさ・違和感・痛みを主に生み出す「ほんとうの原因」を3つ挙げ、それぞれの原因について詳しくご説明しました。

下半身のしびれ・重だるさ・違和感・痛みの「ほんとうの原因」

❶腰周りの「関節・骨」の問題
❷腰周りの「筋肉」の問題
❸下半身にある「神経」の問題

これらの組織に起こっている問題に対し、直接アプローチして坐骨神経痛の「ほんとうの原因」をリセットするセルフケアを行えば、しつこいしびれや違和感を根本から解消することができます。

具体策として、不調の改善・解消効果抜群のストレッチをご紹介します。

ただし、その前にひとつだけ、皆さんに確認していただきたいことがあります。

実は、前述した3つの「ほんとうの原因」のうち、**「❶腰周りの『関節・骨』の問題」**については、大きく分けて**2つのタイプ**があります。

ですから、❶の問題をリセットして不調を根本から解消するためには、皆さんがそれぞれ2つのタイプのいずれに該当するのかを知っておく必要があります。

「自分が2つの原因タイプのどちらに該当するのか」がわかれば、自分にぴったりと合ったセルフケアを実践でき、スムーズに**しびれや重だるさ・違和感を改善・解消できるからです**。

なお、3つの「ほんとうの原因」のうち、「❷腰周りの『筋肉』の問題」と「❸下半身にある『神経』の問題」については、こうしたタイプ分類はありません。あらかじめ知っておいていただきたいのは、❶の問題についてのみです。

その❶の問題の原因タイプがすぐにわかる簡単なセルフチェックテストを、次のページでご紹介します。

「自分の原因タイプ」がすぐにわかる簡単セルフチェックテスト

それでは、下半身の不調の元になっている**「❶腰周りの『関節・骨』の問題」**において、「自分の原因タイプ」が2つのタイプのうちどちらなのかがすぐにわかる、簡単なセルフチェックテストをしてみましょう。

まずは、左ページにある「腰周りの『関節・骨』の問題：チェック／その❶」で、6つの項目について、**Aタイプ・Bタイプで当てはまるほうに丸をつけてください。**難しく考える必要はありません。普段の生活で感じていることを思い出しながら、直感的に丸をつけていけばOKです。

「迷ってどちらか一方に決められない」という項目がある場合は、無理に決める必要はないので、**AタイプとBタイプの両方に丸をつけていただいてかまいません。**

そして最終的に、それぞれのタイプで該当した個数を一番下の欄に記入しましょう。

腰周りの「関節・骨」の問題：チェック／その❶

	Aタイプ	Bタイプ
イスに30分以上座っている間や安静時に痛いか否か	痛い （または、しびれる）	痛くない （または、症状が変化する）
正座をしている間に痛いか否か	痛くない	痛い （または、お尻や太ももがしびれる）
せき・くしゃみが腰に響くか否か	響く	響かない
体を動かしたときの痛みの出かた	動き始めは痛いが、動いているうちに楽になる	動いていると痛みが増す
痛みが現れる時間帯	朝	夕方／雨・台風の日または、その前日
痛みの種類・主に痛む部位	ズキンとした激痛が主に腰に現れる	重だるい鈍痛を、腰よりも脚やお尻に感じる
チェックした数	個	個

「これまで意識してこなかったのでピンとこない」「AともBともわからない」と感じる項目がある場合は、**どちらにも丸をつけずに次の質問に進んでください。**

そして、その項目を「セルフチェックテストに必要な質問」と覚えておきましょう。今後、症状が変わったときにもう一度セルフチェックテストをして、あらためて「どう感じたか」を記入してください。

次に行っていただきたいのが、左ページにある「チェック／その❷」です。こちらは、中高年以降の年代では意外と起こりやすい**「腰椎《ようつい》の圧迫骨折」の有無**を、一人で簡単にチェックできるテストです。

この「チェック／その❶」と「チェック／その❷」の2つで、セルフチェックテストは終了です。33ページと、35ページのテストの結果が出たら、36ページの「セルフチェックテストの診断結果」に進みましょう。

診断結果をフルに生かしてセルフケアを実践すれば、**あなたのしびれ・違和感を最短距離で改善できます。**

腰周りの「関節・骨」の問題：チェック／その❷

33ページの「チェック／その❶」でわかった、A・Bタイプにかかわらず、すべての人が、このセルフチェックテストを行ってください。

背中を叩いてチェック

しびれや違和感があるほうの脚が上になるように床の上で横向きに寝て、背中をトントンと叩く。おへそからみぞおちの範囲を叩き、腰から脚にかけてしびれ・違和感・痛みが現れるか（または強まるか）をチェックする。

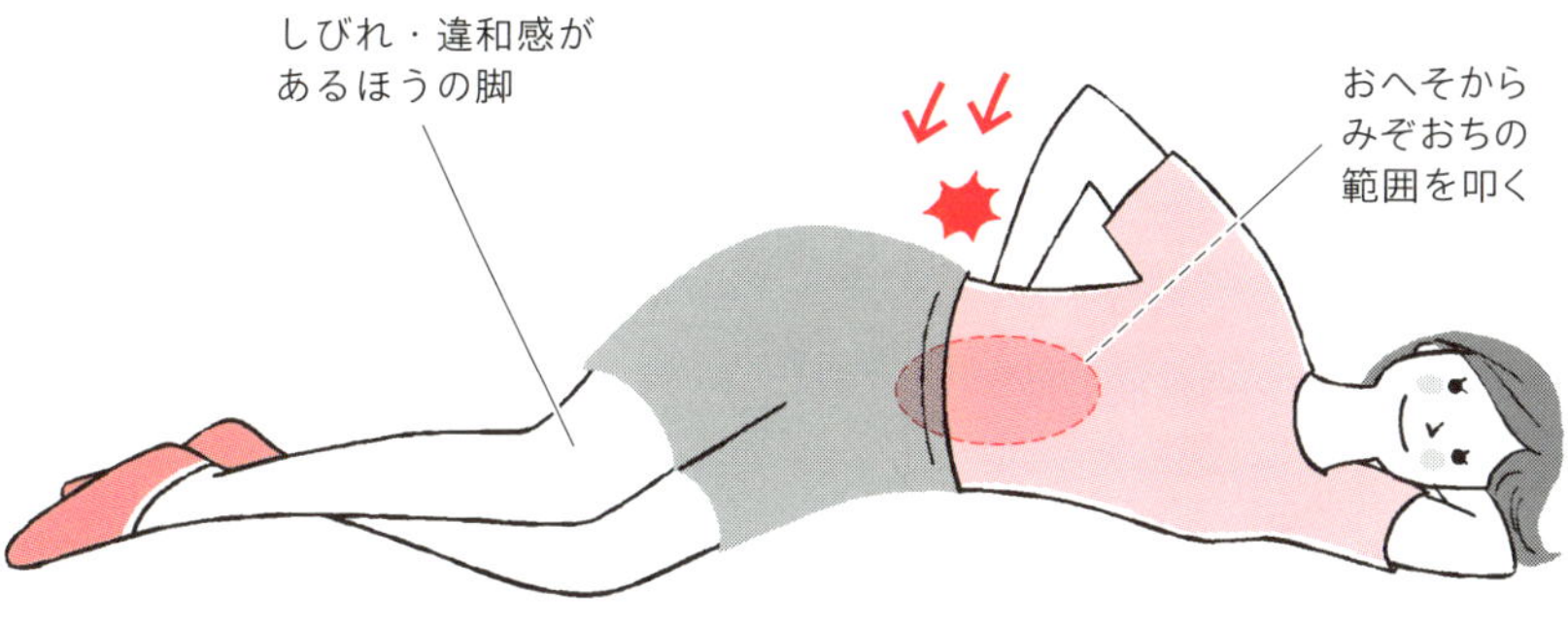

セルフチェックテストの診断結果&原因タイプ別の特徴

33ページの**「腰周りの『関節・骨』の問題：チェック／その❶」**のセルフチェックテストについては、AタイプとBタイプで**当てはまる項目の多かったほう**が、あなたの坐骨神経痛の原因になっている「腰周りの『関節・骨』の問題」です。

例えば、Aタイプのチェック数が多かった人は、Aタイプ特有の問題が腰周りの「関節・骨」に起きていて、その問題が原因となって坐骨神経痛が現れていると考えられます。

このAタイプの腰周りの問題の最大の特徴は、**背骨の腰部分を構成している骨である腰椎の前側の構造が崩壊していることです**（詳しい内容は左ページ参照）。

腰の疾患名として代表的なものを挙げるならば、腰椎に起こった「椎間板《ついかんばん》ヘルニア」（28ページ参照）ということになります。

また、35ページの**「腰周りの『関節・骨』の問題：チェック／その❷」**で、腰から脚にかけてしびれ・違和感・痛みが現れた（または強まった）という場合も、Aタイプと同じ傾向の問題（腰椎の前側の構造が崩壊）を抱えている可能性が高いです。

A・A’タイプの「腰周りの『関節・骨』の問題」

A・A’タイプの「腰周りの『関節・骨』の問題」は、前かがみで長時間座るような習慣などで「腰周りの2大関節（「仙腸関節《せんちょうかんせつ》」・腰椎の「椎間関節《ついかんかんせつ》」）に異常が現れることから始まります。

一般的な進行

腰周りの筋肉が
緊張して硬直する
筋・筋膜性腰痛
（腰の筋肉痛）

⬇

腰椎の前側の
構造が崩壊する

⬇

腰椎の間の「椎間板」
が不安定になり痛む
椎間板症

⬇

椎間板の中にある
組織が外にはみ出る
椎間板ヘルニア

⬇

腰椎の前側の
構造がつぶれる
圧迫骨折

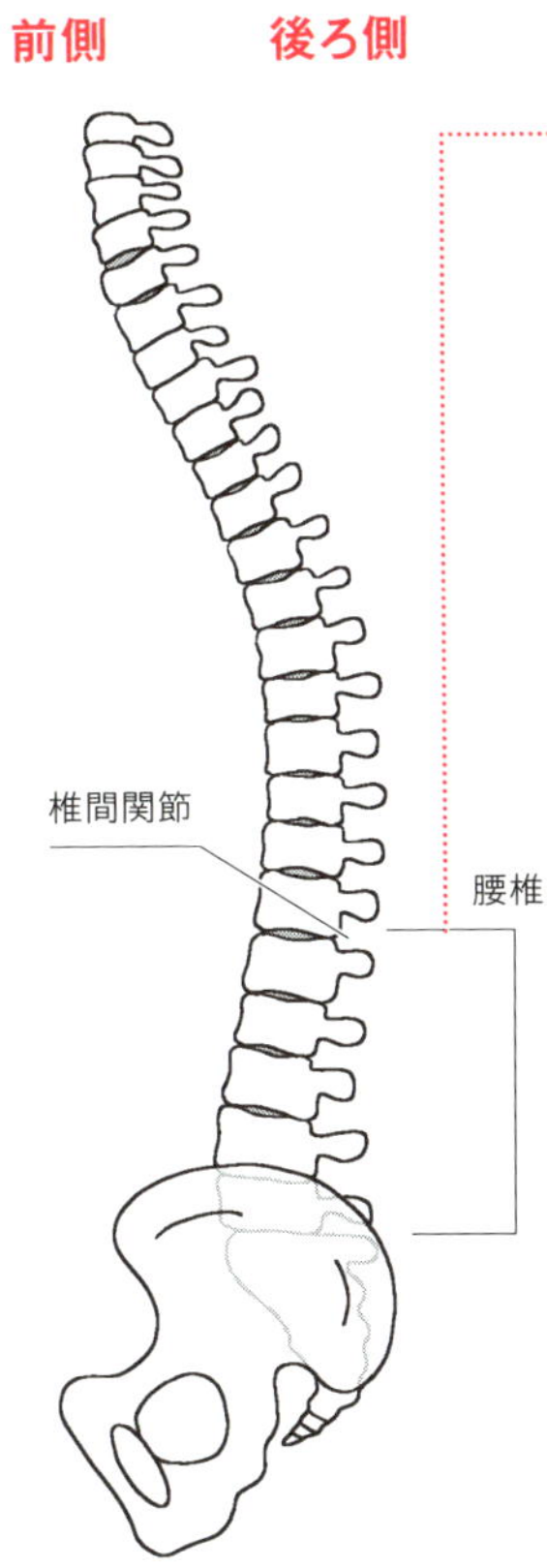

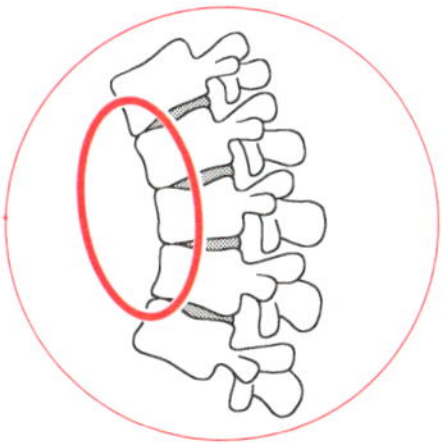

体を前に倒したとき、腰椎に過剰な負荷がかかり、しびれや痛みが生じる

進行すると…

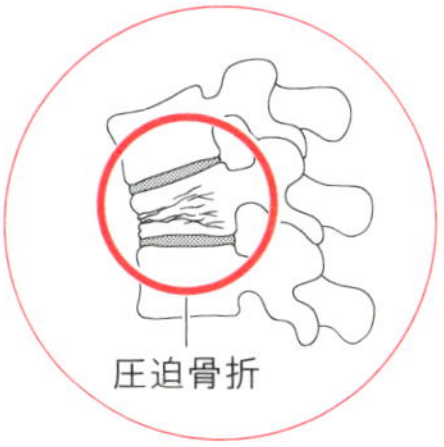

圧迫骨折は、腰椎の前側の構造がつぶれて骨折した状態のこと。一般的には腰の上のほう（第1腰椎～第3腰椎・第1腰椎の上に続く第12胸椎《きょうつい》）で起こる

ただ、このテストは**「腰椎の圧迫骨折」の有無**をチェックするものなので、原因としてはAタイプと似ているものの、この後にご紹介する解消法では、一部異なるストレッチをおすすめすることになります。そこで、このタイプを**A'タイプ**とします。

一方、**「腰周りの『関節・骨』の問題：チェック／その❶」**のセルフチェックテストで、Bタイプのチェック数が多かった人は、Bタイプ特有の問題が原因で坐骨神経痛が現れている可能性が高いです。

Bタイプの腰の問題の最大の特徴は、前述したAタイプとは反対に、**背骨の腰部分を構成している骨＝腰椎の後ろ側の構造が崩壊していることです**（詳しい内容は左ページ参照）。

腰の疾患名として代表的なものを挙げるならば、腰椎に起こった「分離症」「すべり症」「脊柱管狭窄症《せきちゅうかんきょうさくしょう》」（68ページ参照）ということになります。

このセルフチェックテストでご自分の原因タイプを知ることが、この後にご紹介するストレッチに備わった効果を最大限引き出すためのカギになります。

Bタイプの「腰周りの『関節・骨』の問題」

Bタイプの「腰周りの『関節・骨』の問題」は、一般的にはAタイプの問題を経た後、腰椎の後ろ側の構造も崩壊していく過程をたどります。

一般的な進行

腰椎後方の突起部分にヒビが入り、割れて分離状態になる
腰椎分離症

⬇

分離した突起がズレる
腰椎すべり症

⬇

腰椎後方で神経が通るトンネル（脊柱管）の内部が狭くなり、神経を圧迫してしびれや痛みを起こす
脊柱管狭窄症

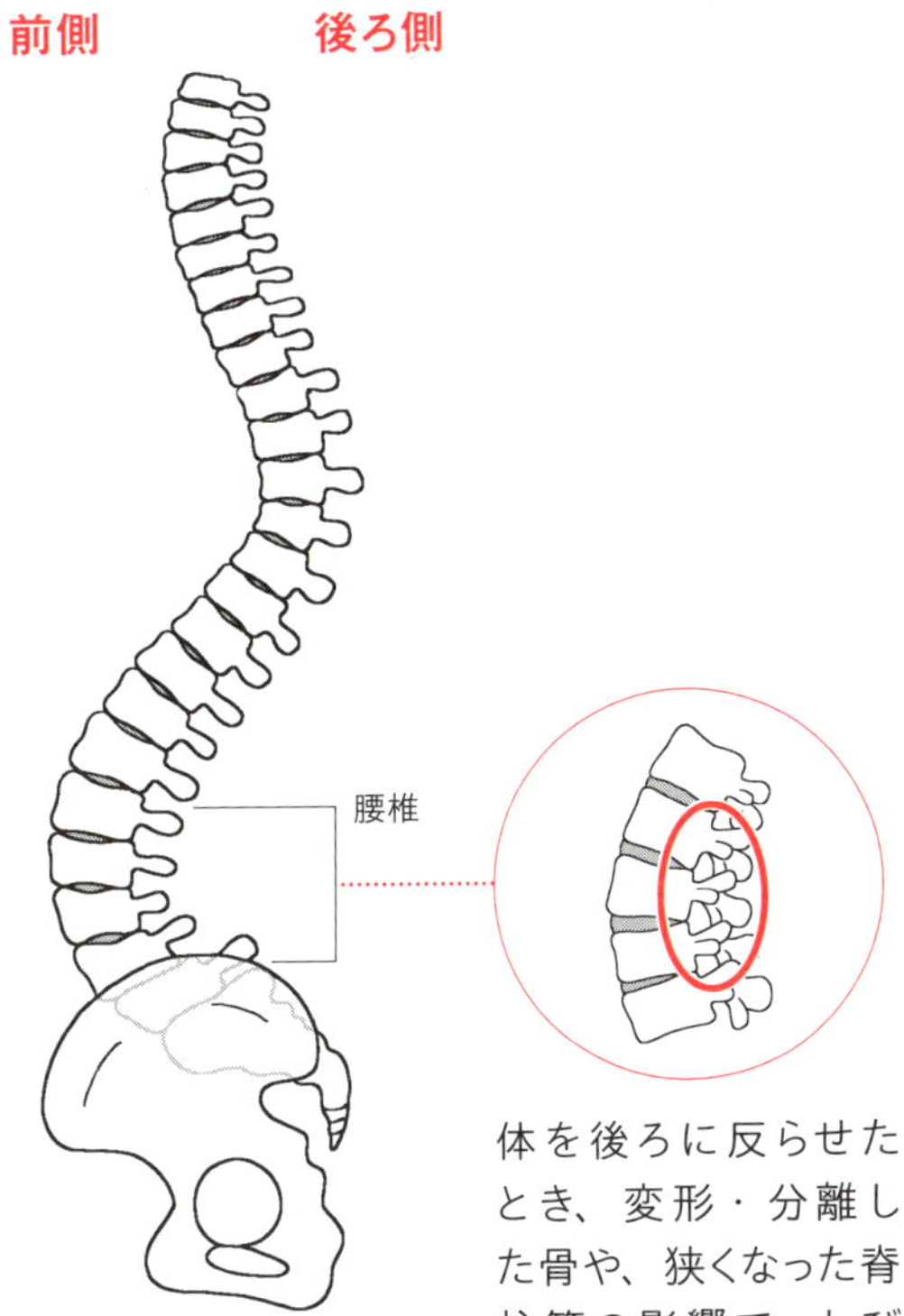

体を後ろに反らせたとき、変形・分離した骨や、狭くなった脊柱管の影響で、しびれや痛みが生じる

しびれ・重だるさ・違和感・痛みを解消するためのストレッチ実践のコツ

ここからは、下半身の**しびれ・重だるさ・違和感・痛み**を解消に導く最善策であるストレッチをご紹介します。ストレッチの効果を最大限に得るには、ちょっとしたコツがあるので、もう一度、33ページのセルフチェックテストで、Aタイプ・Bタイプのそれぞれに当てはまった個数を確認してください。

おそらく大半の人は、A・B両方のタイプにそれぞれ当てはまる項目があったはずです。その上で、「Aに当てはまった数」と「Bに当てはまった数」を比較して、数が多かったほうを自分の原因タイプとすることになったのではないでしょうか。

ここで注意していただきたいのは、タイプ別ストレッチは、**自分の原因タイプのストレッチだけを行えばいいのではない**ということです。正反対の動作を組み合わせることで最大の効果が発揮されるので、「A・Bそれぞれに当てはまった個数の比率」を、**「タイプ別ストレッチを実践する割合の目安」にしてください。**

例えば、Aタイプの数が2個、Bタイプの数が4個の人は、「Aタイプ向け」よりも多めに「Bタイプ向け」のストレッチを行うよう心がけましょう。

そうした「A・Bのミックスタイプ」の人は、両タイプの原因を抱えているため、手術だけで症状を抑えることは困難です（26ページ参照）。**手術より、ミックスタイプに適したセルフケアを行うほうが、結果的に症状の改善・解消につながります。**

第2章・第3章で紹介するすべてのストレッチに共通する、効果を高める4つのポイント（下記）も参考にしてください。

ストレッチの効果を高める4つのポイント

1. タイプ別のストレッチは、33ページのセルフチェックテストで当てはまった個数に応じて適宜行う
2. 床で行うストレッチは、フローリングやたたみなど、硬めの床の上で行う
3. 「イタ気持ちいい」と感じる程度の加減で行う
4. できるだけ毎日実践し、効果が現れやすい3週間後まで続けてみる

骨矯正

床の上で
腰の骨矯正

Aタイプ

手のひら・オットセイストレッチ

本来、背骨は小さな骨（椎骨《ついこつ》）が積み重なって、全体としてはゆるやかなS字状カーブを描いています。そして、背骨の腰部分を構成している腰椎では、5つの腰椎の縦の並びが少しだけ反ったカーブの形（前弯《ぜんわん》）になっています。

しかし、**前かがみになりがちな習慣**があると、S字状のカーブが失われてほぼ直線状になり、さらにひどくなると前傾姿勢そのままの**「前方へ向かったカーブ」**に近づいてしまいます。

すると、**「腰椎の前側がつぶれる」というAタイプ特有の問題**が発生し、椎間板ヘルニアの状態になっていきます。

そうなると腰痛が悪化するばかりか、腰椎から飛び出したヘルニア部分が坐骨神経の始まり部分（神経根）を圧迫・刺激し、坐骨神経痛も生み出してしまいます。

前かがみと正反対の体勢をとるこのストレッチには、前述したように**前方へカーブしがちな腰椎を後ろに引き戻し、前に傾きがちな重心も後方へ引き戻す作用**があります。腰椎の柔軟性を取り戻す作用も備わっています。

ですから、神経が圧迫・刺激されていた度合いは大幅に軽減され、下半身のしびれや違和感、痛みなどが改善・解消に向かうのです。

1 正座の体勢から、前方で手のひらをつける

床の上で、正座の体勢になってからお尻を上げ、上体を前方へ傾けつつ、両腕を前方へ真っすぐに伸ばし、両方の手のひらを床につける。両方の手のひらを床につけたら、ゆっくりと大きく息を吸う。

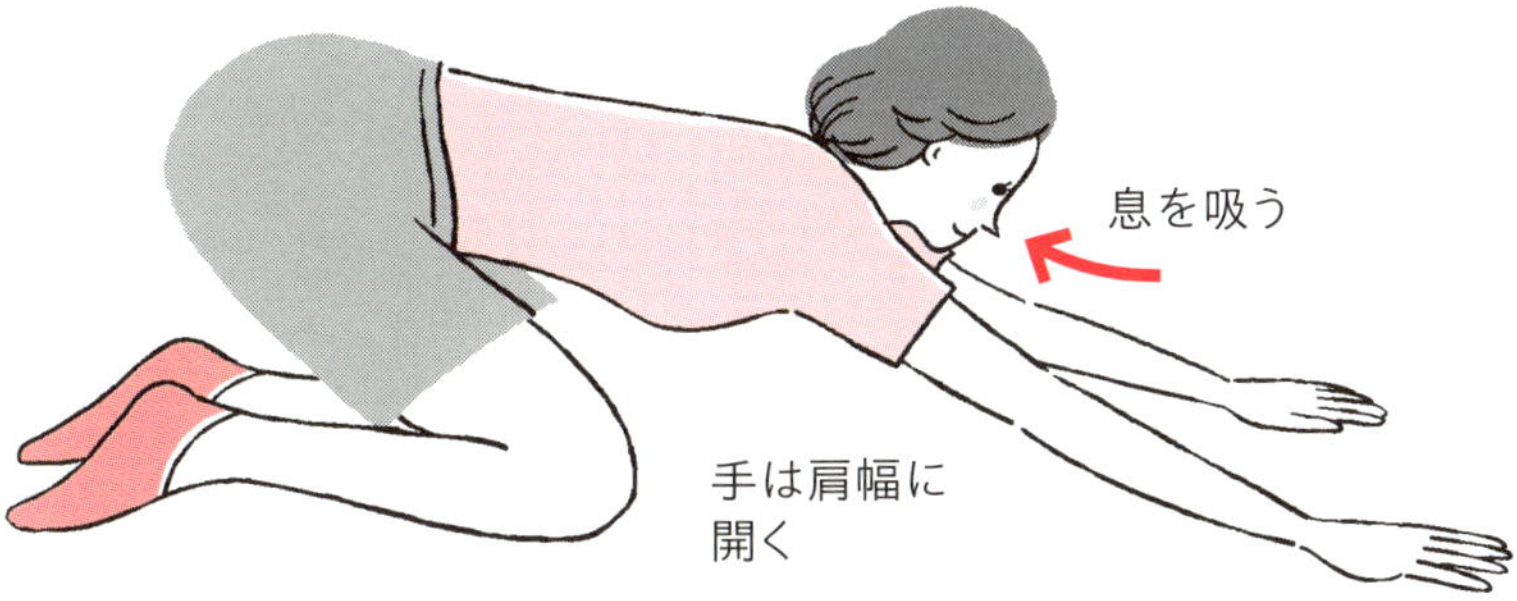
息を吸う
手は肩幅に
開く

2 腕を伸ばして腰から背中を反らす

息を吐きながら、腕を伸ばしたままゆっくりと体を前に移動し、オットセイのように腰から背中を反らす。

その体勢を1～3分間キープ。

回数の目安は、1日1～3回。

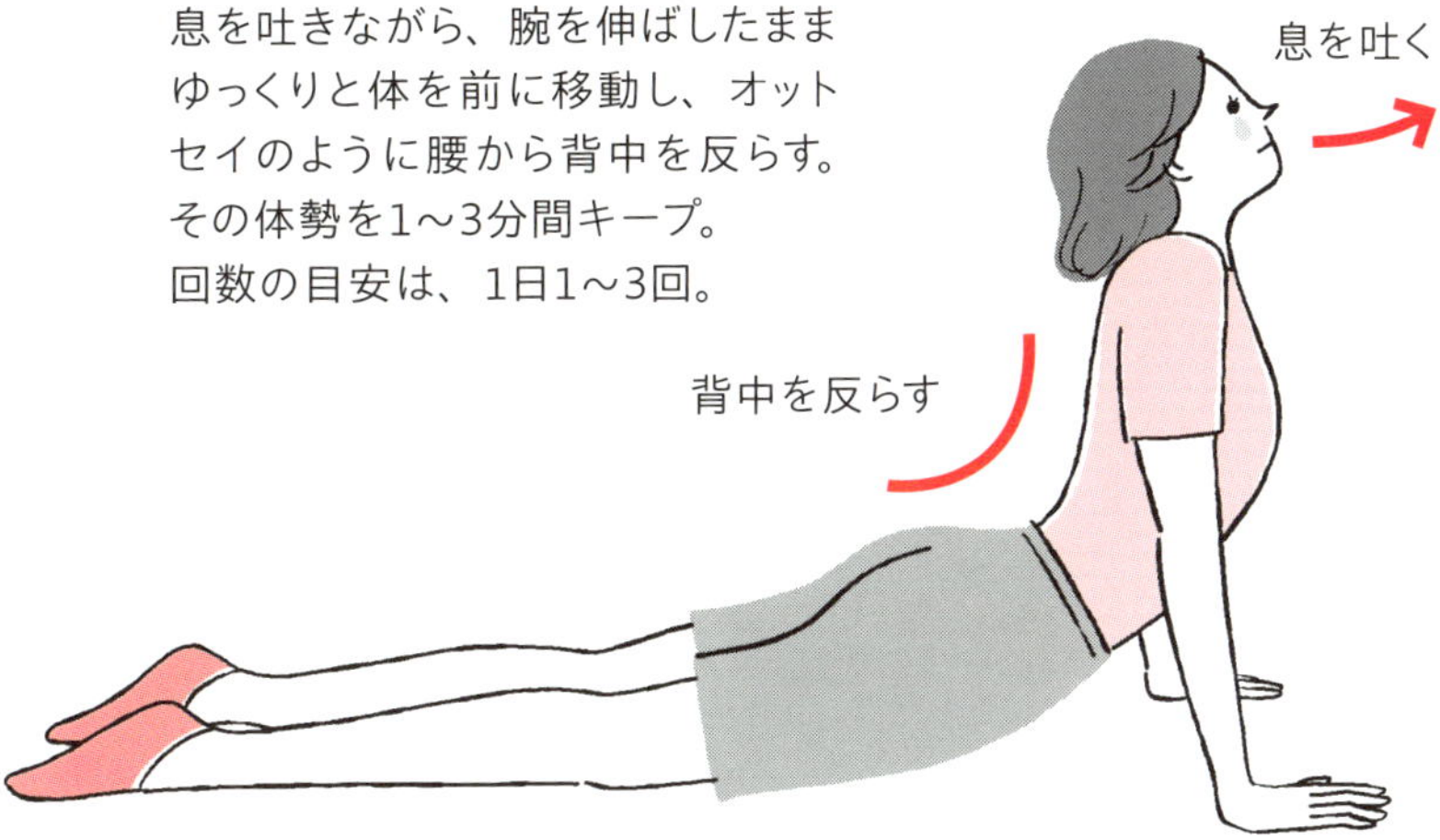
息を吐く
背中を反らす

骨矯正

床の上で
腰の骨矯正

A'タイプ

ひじ・オットセイストレッチ

前ページでご紹介したストレッチと一見似ているように思えますが、この「ひじ・オットセイストレッチ」と「手のひら・オットセイストレッチ」の間には明確な違いがあります。

「手のひら・オットセイストレッチ」では、5つある**腰椎の下のほう**を中心として、全体的に後方へ反らすことで本来のカーブ（前弯）を取り戻そうとするねらいがありました。

一方、**このストレッチでターゲットにしているのは、5つある腰椎の上のほう（第1〜第3腰椎）です。**ここは、腰椎の前側の構造がつぶれて骨折した状態＝**圧迫骨折**というA'タイプの問題が起こりやすいところです。

つまり、そうした問題が起こりやすいところへピンポイントで「後方へ反らすメカニズム」を働かせ、**神経の圧迫・刺激を軽減させる**というねらいがあります。

また、こうして腰椎の上のほうの椎骨の並びを矯正すると、その上に続く胸椎《きょうつい》（背骨の中で胸部分を構成している椎骨）の並びも矯正できます。A'タイプの問題を抱えていると、肩甲《けんこう》骨《こつ》・胸のあたりから背骨が前方へ曲がった形（**スウェイバック**）になり、坐骨神経痛を悪化させる要因になるので、その予防にもなります。

1 うつ伏せになって床にひじをつける

床の上でうつ伏せになり、顔の横に両手がくるようにして大きく息を吸う。

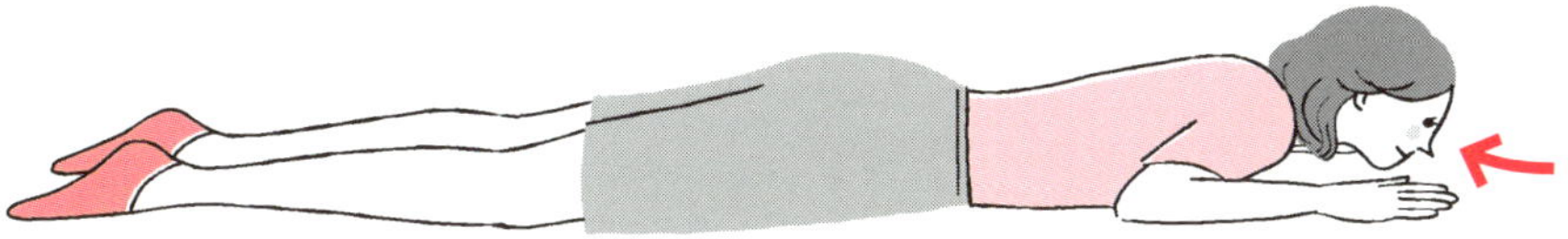

息を吸う
両手は顔の横につく

2 上体を上げて腰を反らす

両ひじで上体の重みを支えつつ、息を吐きながらゆっくりと上体を起こす。その体勢を1～3分間キープ。回数の目安は、1日1～3回。

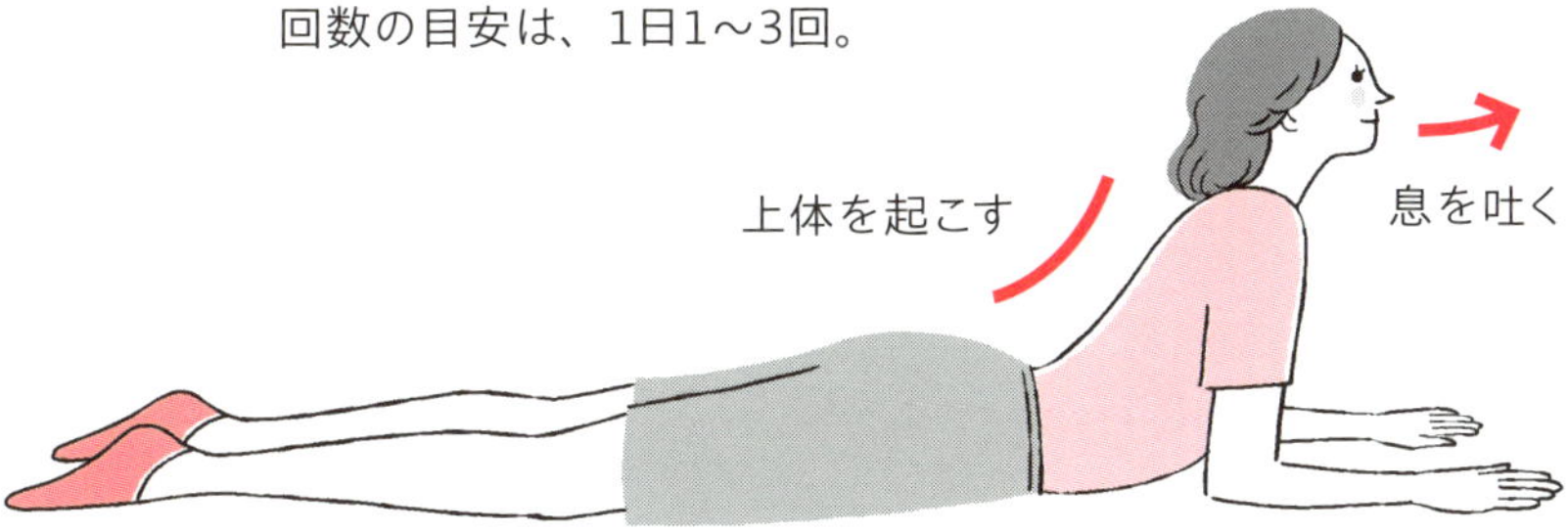

上体を起こす
息を吐く

骨矯正

床の上で
腰の骨矯正

Bタイプ

怒りネコストレッチ

Bタイプの腰周りの「関節・骨」の問題における最大の特徴は、**「腰椎の後ろ側の構造が崩壊する」**ということです。

このタイプの代表的な疾患である脊柱管狭窄症を例にとると、脊髄《せきずい》・馬尾《ばび》・神経根《しんけいこん》などの**重要な神経が通っている背骨の後ろ側が狭くなり、神経が圧迫される**ため、しびれや痛みが引き起こされます。

しかし、このストレッチで腰から背中を丸めれば、当然、腰椎の後ろ側のスペースは広がります。これにより、**腰椎の後方で神経が通っているスペースに余裕が生まれ、神経の圧迫・刺激の度合いが緩和されます。**

また、Bタイプのチェック数が多かった人は、これまで普段の生活の中で、腰を反りすぎた姿勢をとってきた傾向があります。すると、**背骨の左右を縦に走る筋肉（脊柱起立筋《せきちゅうきりつきん》）が収縮・緊張状態になりがちです。**このストレッチには、その筋肉を少し伸ばしてリラックスさせる作用も備わっています。

さらに、これまで繰り返してきた「腰を反らしがちな動き」とは正反対の体勢をとることになるので、腰椎の柔軟性向上というメリットも得られます。

1 床の上に両手とひざをつける

両腕・両脚を肩幅くらいに開いた体勢で両手とひざを床につけ、大きく息を吸う。

2 腰から背中を大きく丸める

息を吐きながら、ネコが怒ったときのように腰から背中を大きく丸め、おへそを見る。その体勢を1〜3分間キープ。

回数の目安は、1日1〜3回。

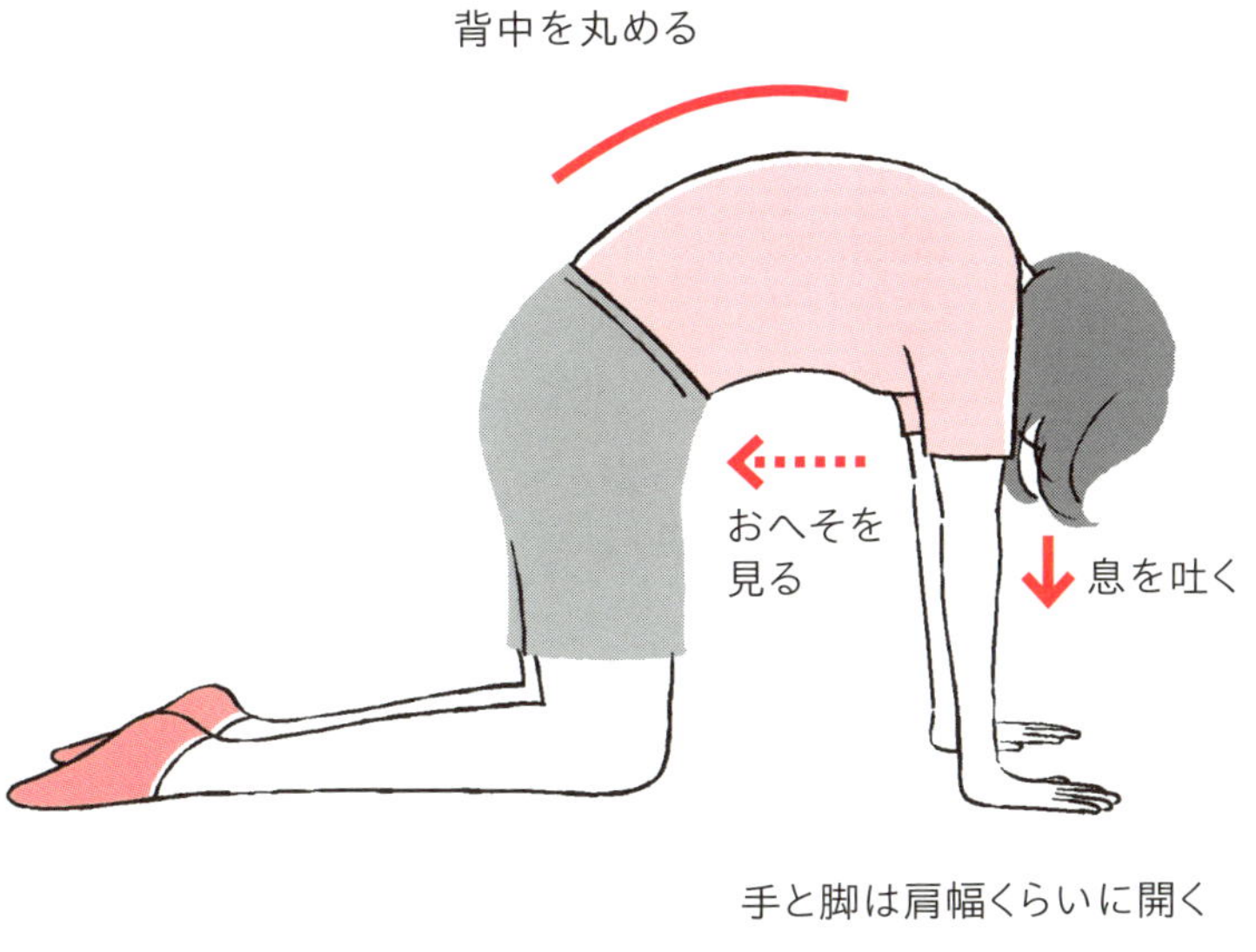
背中を丸める
おへそを見る
息を吐く
手と脚は肩幅くらいに開く

骨矯正

テーブルで
腰の骨矯正

タイプ別

テーブルで腰ストレッチ

これは、テーブルを使って、腰周りの「関節・骨」の問題を解消するストレッチです。最終的な動作・状態でいうと、**A・A'タイプの人では腰を丸めます。Bタイプの人では腰を反らし、**

A・A'タイプの人の場合は、腰椎の前側の椎骨の間が狭まっているため、**腰を反らすことによって、その前側を効率的に広げる**というねらいがあります。

一方、Bタイプの人の場合は、反対に腰椎の後ろ側の椎骨の間のスペースが狭まっているため、**腰を丸めることによって、その後ろ側を広げる**ことができます。

なお、A・A'タイプの人向けの「テーブルで腰反らし」は「手のひら・オットセイストレッチ」（42ページ参照）や「ひじ・オットセイストレッチ」（44ページ参照）と、Bタイプの人向けの「テーブルで腰丸め」は「怒りネコストレッチ」（46ページ参照）と似ていますが、少し違います。

脚の力を抜いて腕だけで体を支えつつ、腰を反らしたり丸めたりすることで、**腰椎の前側・後ろ側を広げる力として「体重」と「重力」が自然と働きます。**つまり、腰椎の前側／後ろ側のスペースを広げる作用がより強く、その点に特化したストレッチなのです。

1 両方の手のひらをテーブルにつける

テーブルの正面に立ち、肩幅くらいに開いた両方の手のひらをテーブルにつく。

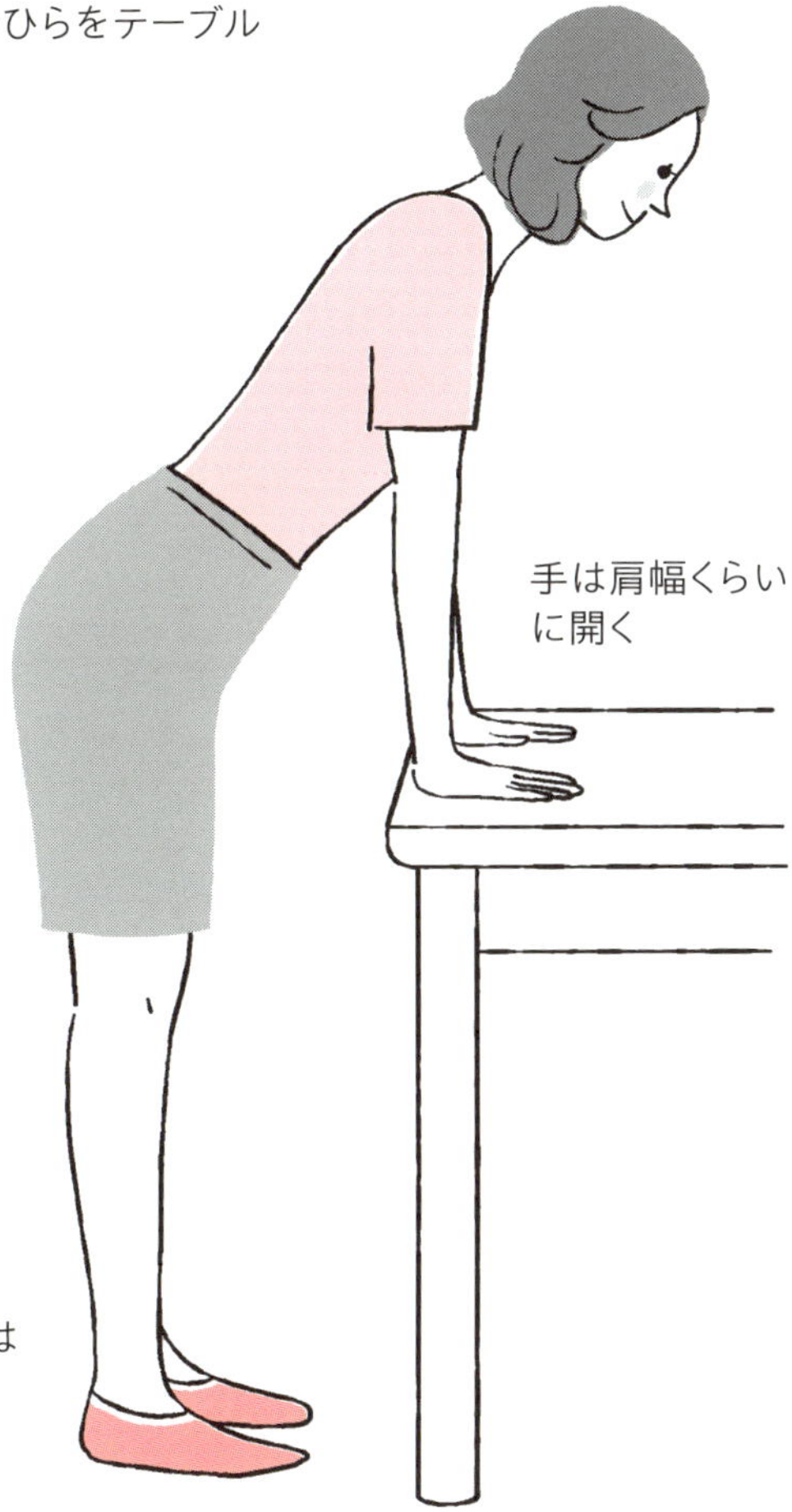

※テーブルが安定していることを確認する

◀ A・A'タイプの人は、50ページへ

◀ Bタイプの人は、51ページへ

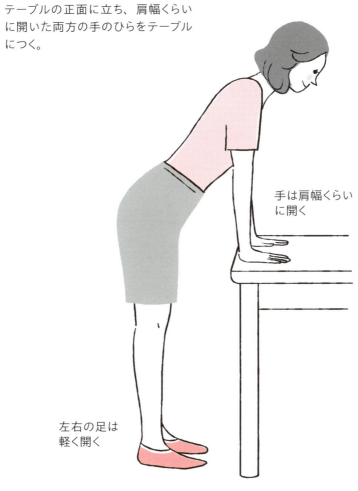

A・A'タイプ

テーブルで腰反らし

2 両脚の力を抜いて、腰を反らす

ひじを伸ばし、両腕で体重を支えながら腰を反らす。足は、体重を支えないように足先を伸ばし、足指の付け根付近を床につけてバランスをとる。その体勢を1〜3分間キープ。

回数の目安は、1日1〜3回。

※転倒したり、すべったりしないように注意

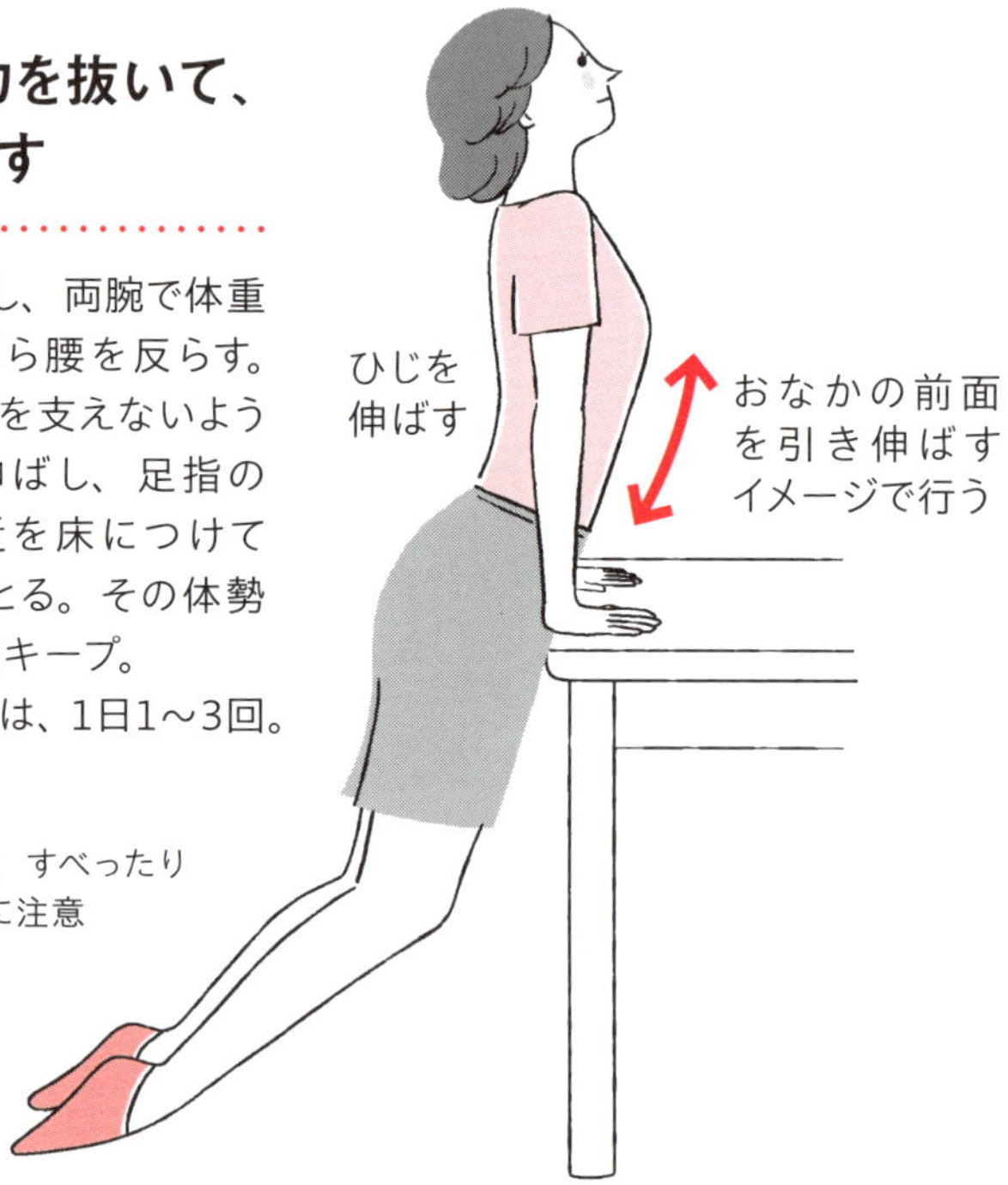
ひじを伸ばす
おなかの前面を引き伸ばすイメージで行う

POINT

! 腕だけで体を支えられない場合はテーブルに両ひじをついて行ってもOK

腕の力に自信がない、体がグラグラして怖いという人は、テーブルに両ひじをついて行ってもOK。安定感が増すので、やりやすくなるはずです。

Bタイプ

テーブルで腰丸め

2 両脚の力を抜いて、腰を丸める

ひじを伸ばし、両腕で体重を支えながら腰を丸める。足は、体重を支えないように足先を伸ばし、足指の付け根付近を床につけてバランスをとる。その体勢を1〜3分間キープ。

回数の目安は、1日1〜3回。

※転倒したり、すべったりしないように注意

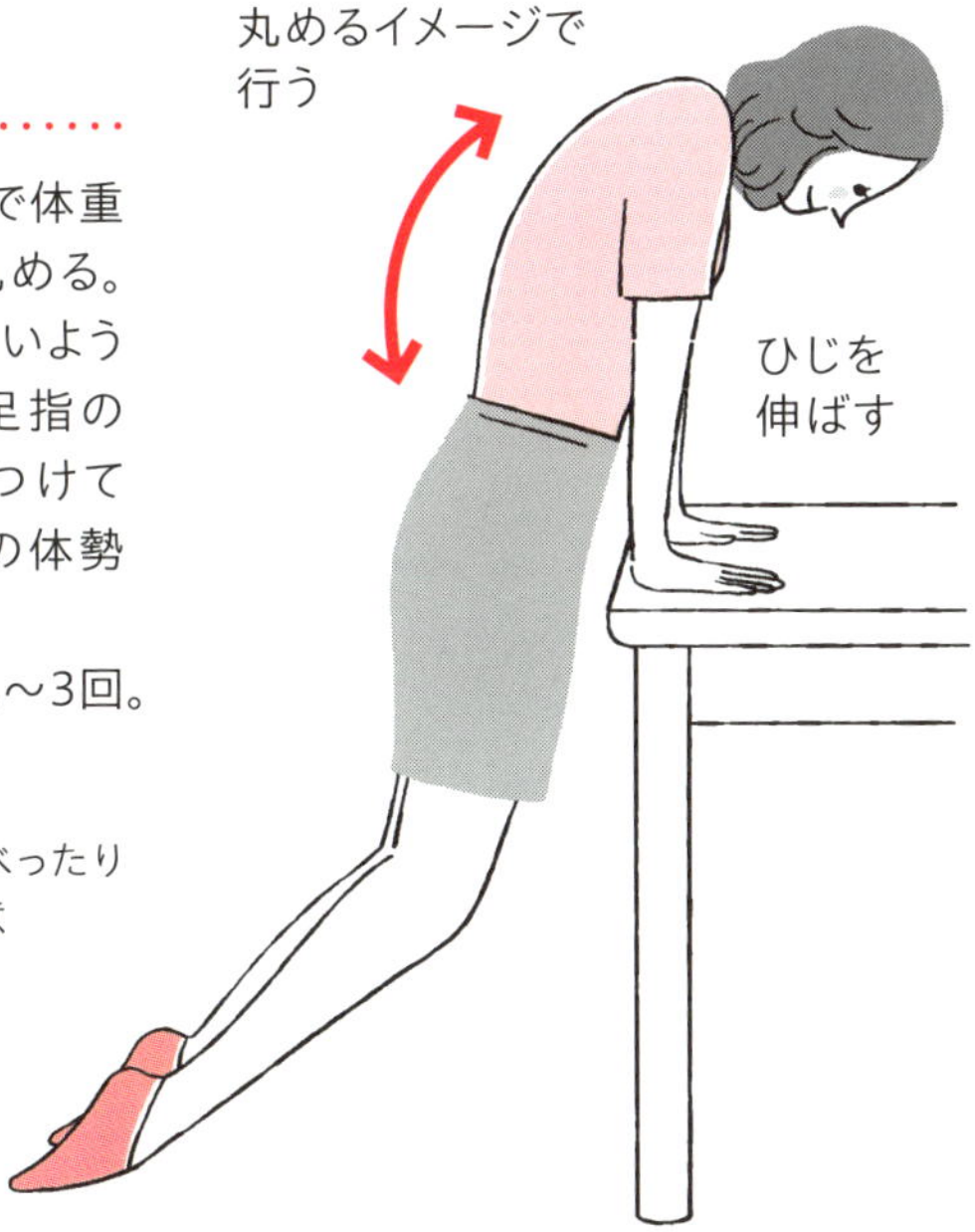
背中から腰を
丸めるイメージで
行う
ひじを
伸ばす

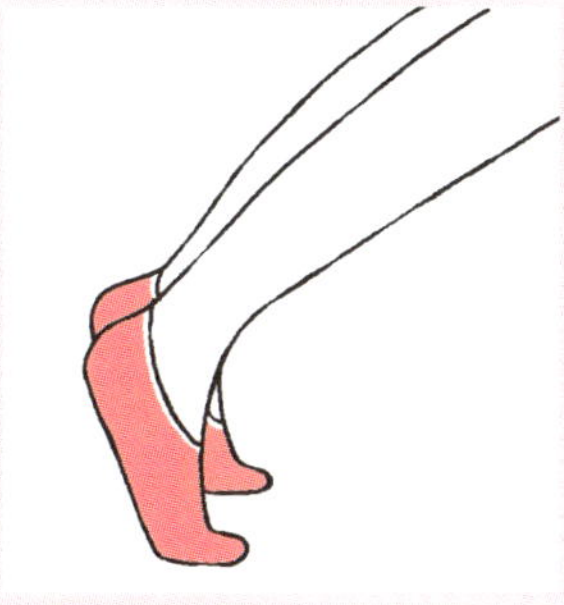

POINT

腕の力が弱ければ足先で支えてもOK

腕だけで体重を支えるのが難しい人は、足でサポートしても OK。ただし、腰椎の間のスペースを広げる力が落ちるので効果は下がります。この場合もひじはしっかりと伸ばすこと。

骨矯正

イスで
腰の骨矯正

タイプ別

イスで腰ストレッチ

すでにお話ししたとおり、A・A'タイプの人には、前かがみになる傾向があります。そして、いつも左右どちらかに少し偏った前傾姿勢をとりがちで、その姿勢で「より強い負荷をかけている側」から、腰椎の椎骨の間が詰まって固くなっていきます。

すると、**椎間板からはみ出したヘルニア部分が神経を圧迫・刺激する確率も高まります。**

「イスで腰ひねり」の動きは、従来からの「左右どちらかに偏った前傾姿勢」とは正反対の体勢を作ることになります。この動きを継続して行うことで、**腰椎を含めた背骨全体・腰椎どうしからなる関節（椎間関節）の動きがスムーズになり、しびれ・違和感・痛みの元になるヘルニア部分を引っ込ませる作用も働きます。**

一方、Bタイプの人向けの「イスで足首つかみ」は、**腰椎の後ろ側の椎骨の間のスペースを広げるストレッチです。**

余裕があれば、55ページの**2**の体勢になったままで、しびれや違和感があるほうとは反対側に、上半身を傾けてみてください。そうすると、腰椎の後ろ側で神経が出ている穴のようなスペース（椎間孔《ついかんこう》）はいっそう広がり、不調の改善・解消効果がさらに高まります。

1 イスに座って背すじを伸ばす

イスに浅めに座って両足を肩幅程度に開き、股関節・ひざ・足首をできるだけ直角に近い角度にして座り、正面を見る。

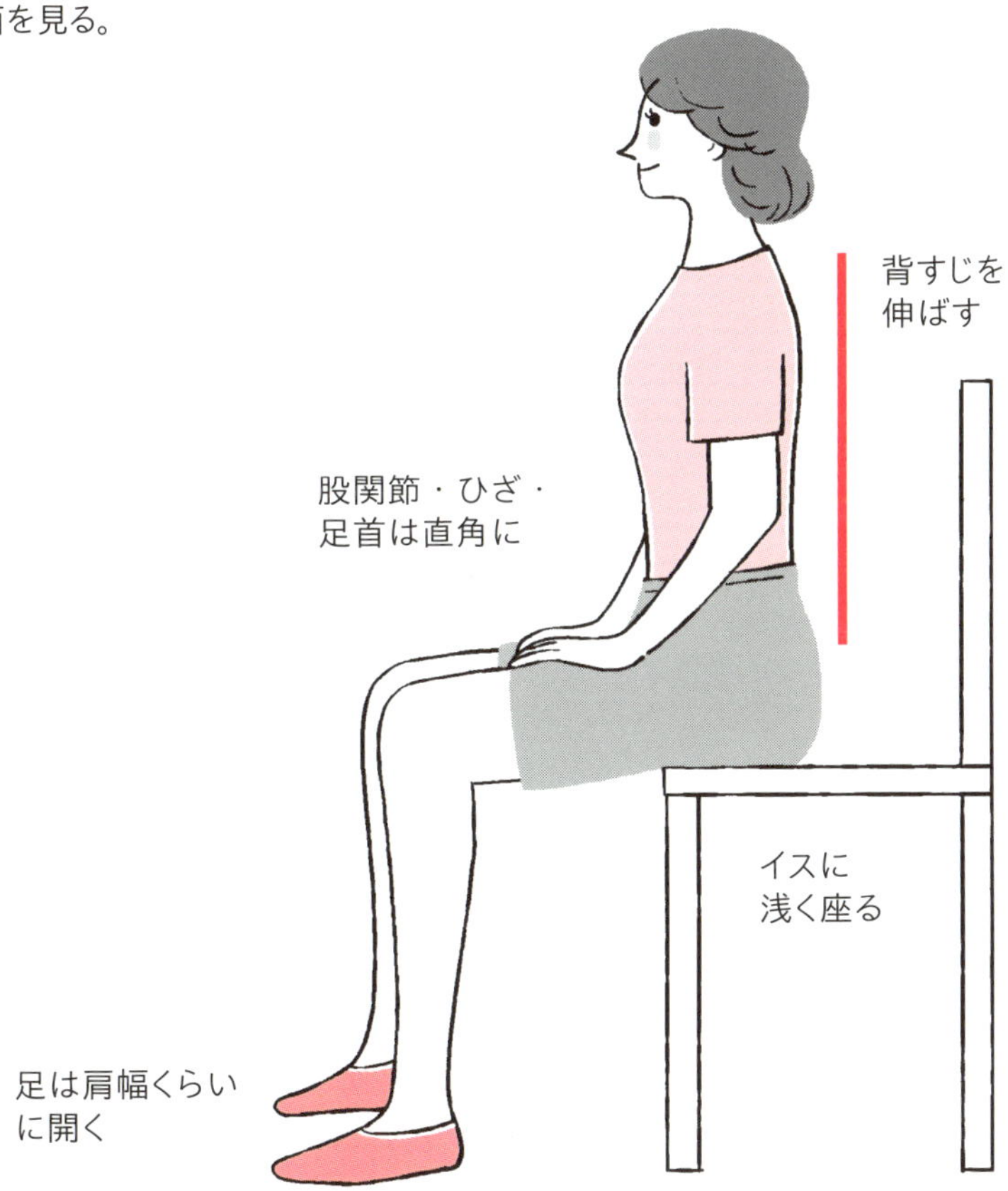
背すじを
伸ばす
股関節・ひざ・
足首は直角に
イスに
浅く座る
足は肩幅くらい
に開く

※イスが安定していることを確認する

◀ A・A'タイプの人は、54ページへ

◀ Bタイプの人は、55ページへ

A・A'タイプ

イスで腰ひねり

2 しびれがあるほうの後方へ上半身を回旋させる

しびれや違和感のあるほうの脚が上になるように脚を組む。次に、しびれや違和感があるほうの脚のひざに、反対側の腕のひじをかけ、もう一方の手でイスの背もたれをつかむ。最後に、しびれや違和感があるほうの後方へ、腰から上半身を回旋させる。その体勢を1～3分間キープ。

回数の目安は、1日1～3回。

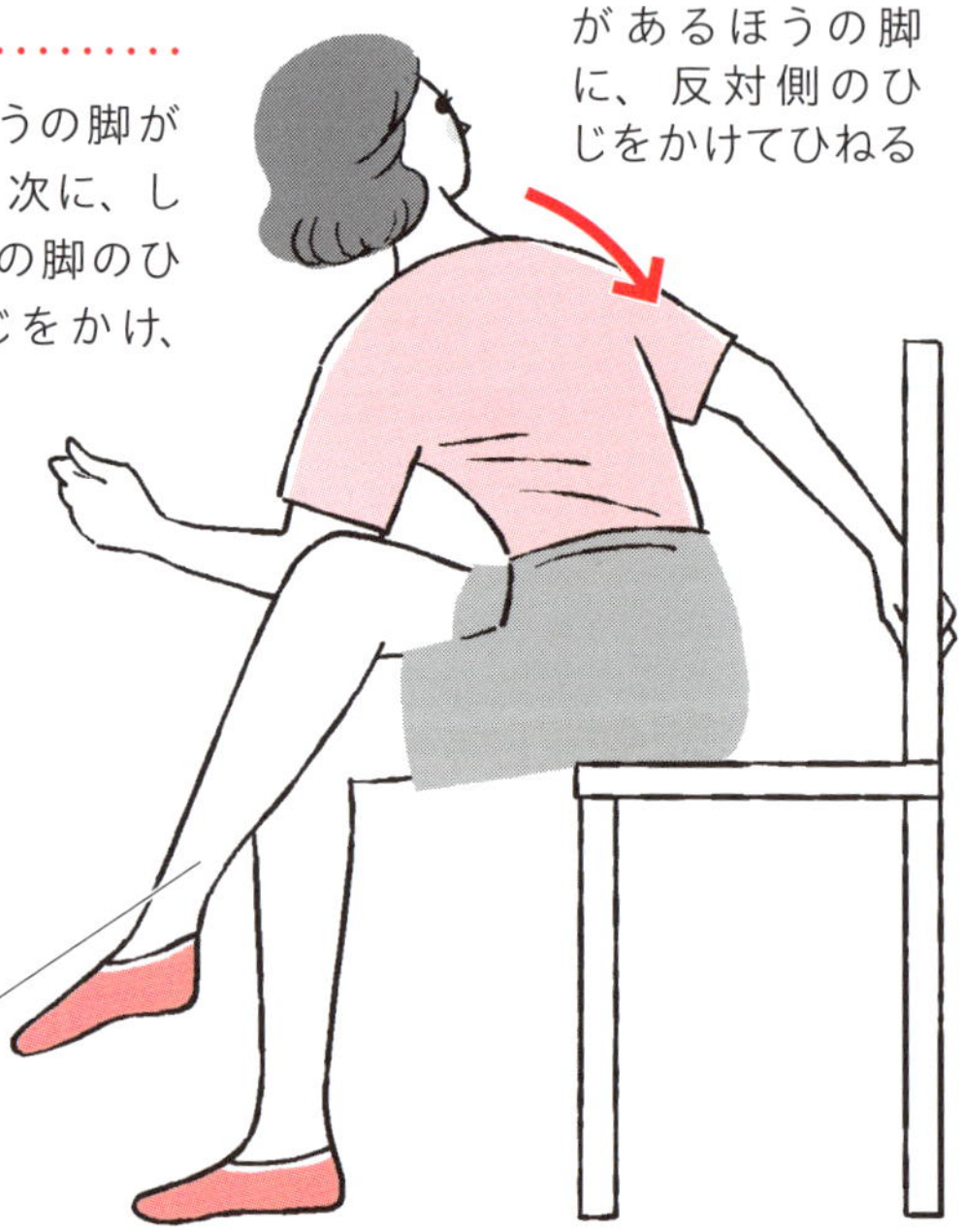

NG

! 脚や腕の力で腰を回さないこと！

脚や腕にはできるだけ力を入れず、腰椎を後方へしっかりと回すイメージで行うこと。腕の力でグッと押したり、ボキボキと音を鳴らす必要はありません。

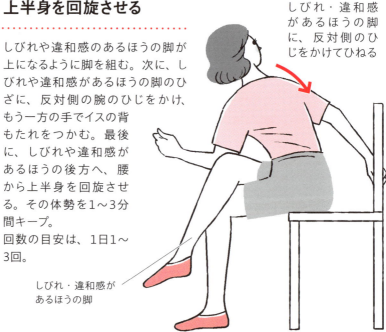

Bタイプ

イスで足首つかみ

2 前屈をして両手で両足首をつかむ

下半身は、53ページの**1**の体勢のまま、両腕を前方へ出しながら前屈し、両手で両足首をつかむ。

余裕があれば、両足首をつかんだまま、しびれや違和感がない側へ上半身を少し傾ける。

その体勢を30秒～1分間キープ。

回数の目安は、1日2～3回。


右脚にしびれ・違和感がある場合は、左側に上半身を傾ける

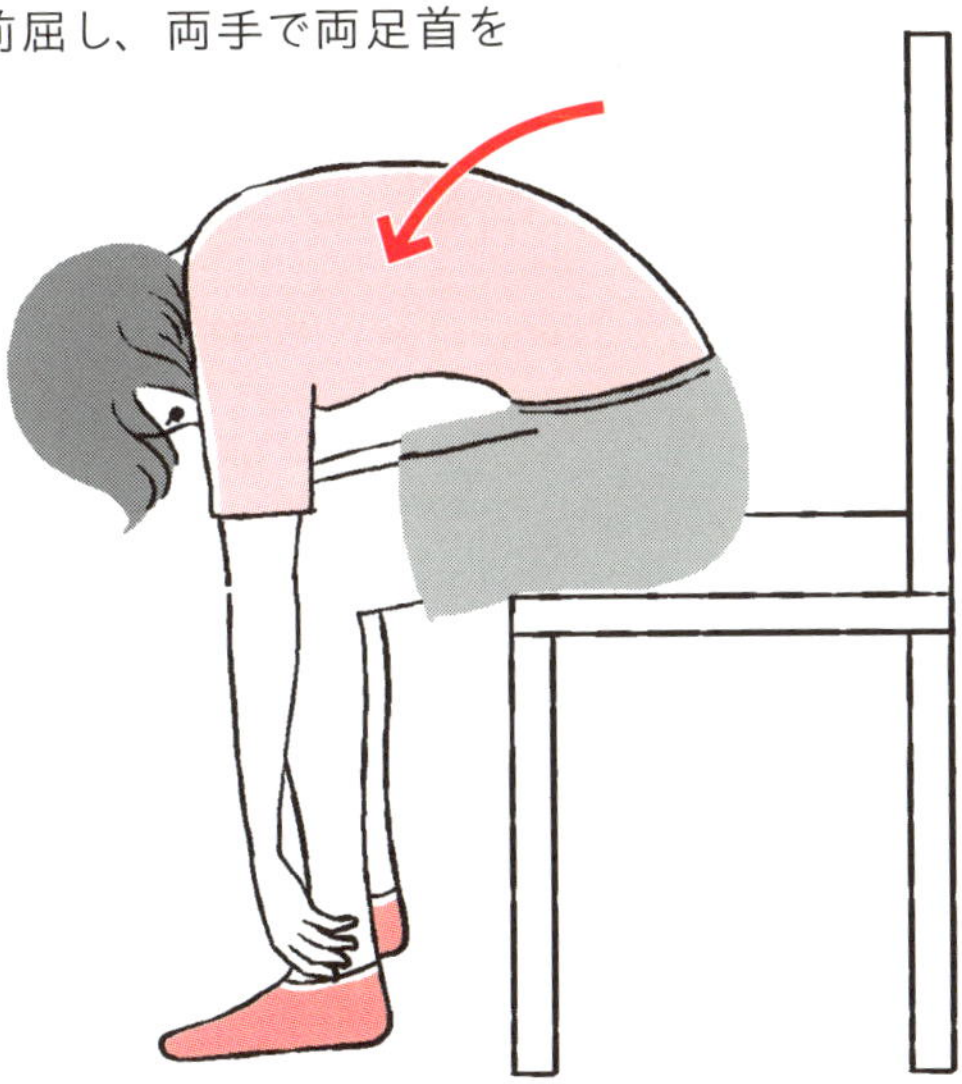

POINT

! デスクワークの合間にもできる！

イスに座ったまま行うので、「足腰がつらい」と思ったら、いつでも、どこでも実践できます。たった1分間のストレッチですが、効果をすぐに実感できるはずです。

床で腰ストレッチ

普段、床に座るなど和式の生活をしている人には、こちらのストレッチもおすすめです。テレビを観ながらできるほど簡単でありながら、腰椎の問題をタイプ別にうまく解消できます。

A・A'タイプの人の場合は、ひじ下をイスの座面や平台に乗せ、腰を反らすストレッチによって、腰椎の前側のスペースの狭まりを広げることができます。それと同時に、**前かがみの姿勢を続けて圧迫・刺激されていた神経への負担を、大幅に軽減できます。**

反対に、Bタイプの人の場合は、腰を丸めることで**腰椎の後ろ側（椎間関節・脊柱管など）のスペースの狭まりを広げ、神経の圧迫・刺激の度合いを軽減します**。

5つある腰椎の縦の並びかたは、本来、全体として少し反ったカーブの形（前弯）になっていますが、Bタイプの人は**「第4腰椎・第5腰椎のところが後方へ反りすぎる」**という特徴があります。すると、この部分の神経の通り道が狭くなり、神経への圧迫・刺激が高まります。

「骨引き上げ体反らし」で腰椎の下のほう（第4腰椎・第5腰椎）の棘突起《きょくとっき》に指を引っかけて、上に持ち上げる動作には、この部分の神経が圧迫・刺激されることを防ぐねらいがあります。

1 床で正座をする

床の上で正座をして、背すじを伸ばす。

※正座ができない場合は、A・A'タイプの人は
58ページ、Bタイプの人は59ページの
2（タイプ別）の体勢から始める

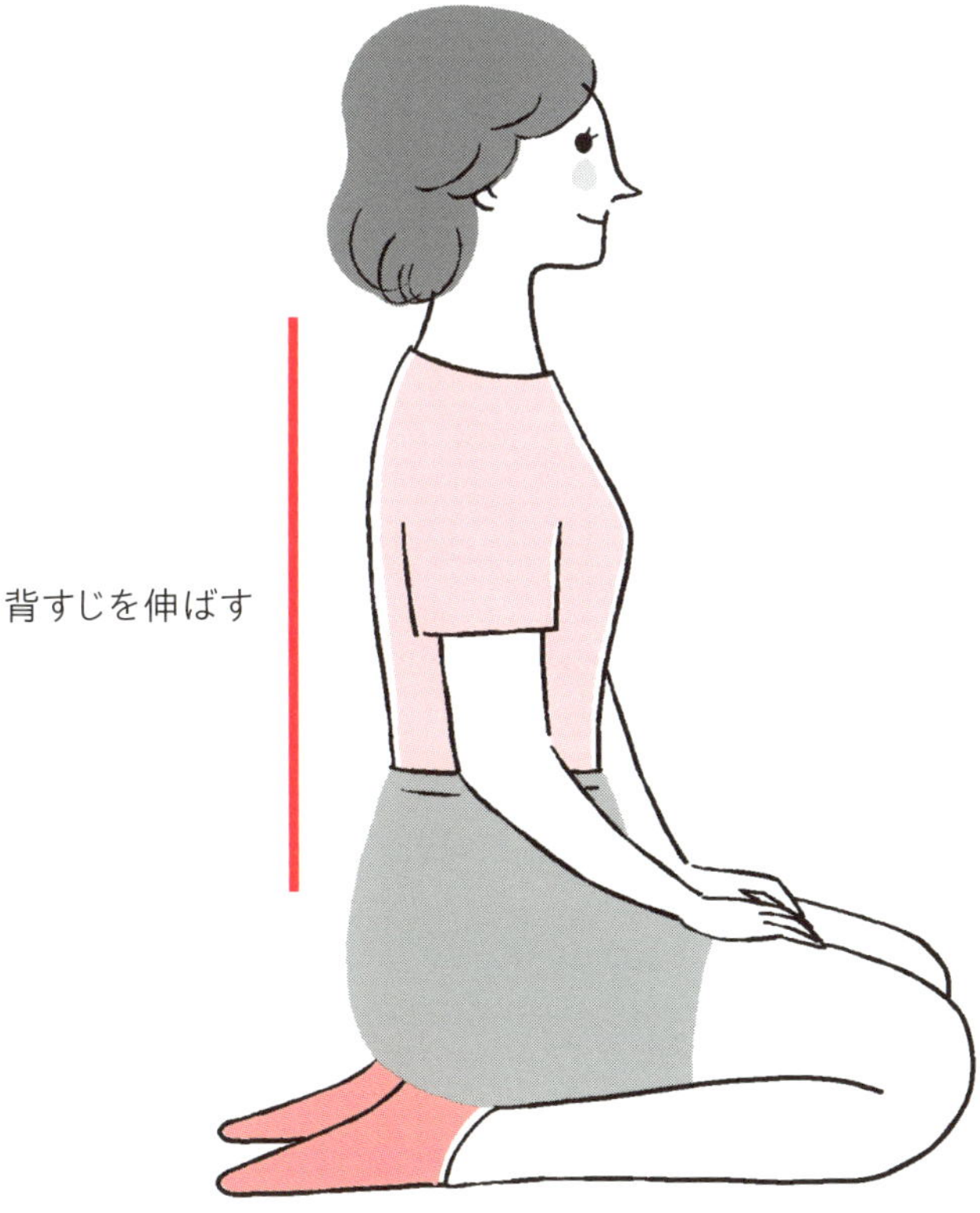

◀ A・A'タイプの人は、58ページへ

◀ Bタイプの人は、59ページへ

A・A'タイプ

イス座面・オットセイストレッチ

2 イスの座面に腕をかけて腰から背中を反らす

ひざ立ちの体勢になり、あらかじめ自分の正面50cmほどのところに置いたイスの座面に腕を置き、顔を正面に向けたまま腰から背中を反らす。その体勢を1～3分間キープ。
回数の目安は、1日1～3回。

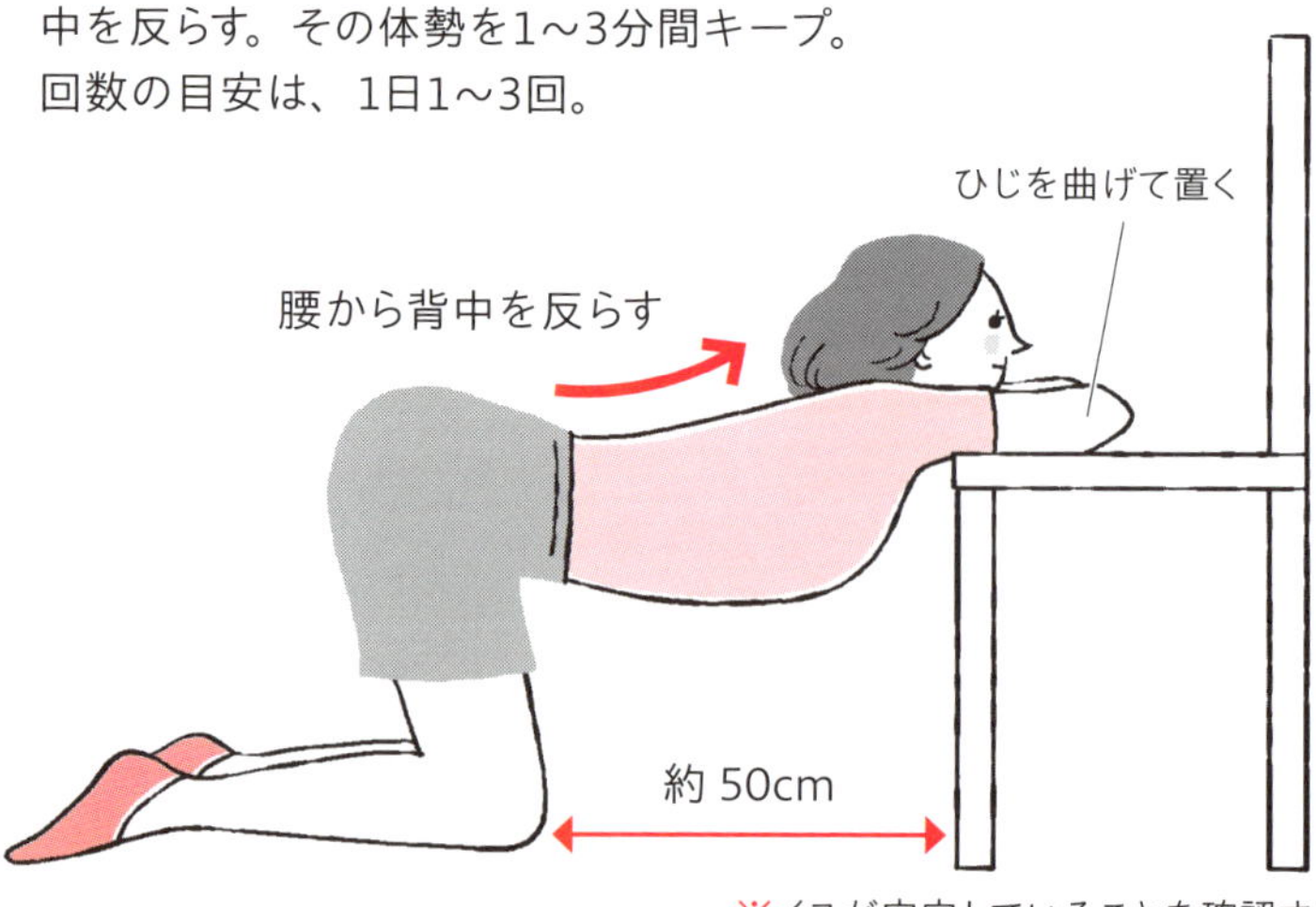
ひじを曲げて置く
腰から背中を反らす
約50cm

※イスが安定していることを確認する

NG

! 目線を落とさず、前を向くこと！

おでこを腕につけてうつぶせになったり、テレビなどを観ながら横を向いて行ったりすると、腰椎を矯正する作用が薄れてしまいます。必ず顔を前に向けて行ってください。

Bタイプ

骨引き上げ体反らし

2 背骨の腰部分の骨を両手で挟みながら押さえる

両手を背中側に回し、背骨の腰部分の下部にある出っ張り（第4腰椎・第5腰椎の棘突起）に中指・人差し指の腹を押し当て、上に引っ張り上げるように力を入れる。

※正座ができない場合は、イスに座って行ってもOK

※指がすべりすぎる場合は、ゴム製の指サックや手袋をして行うとやりやすい

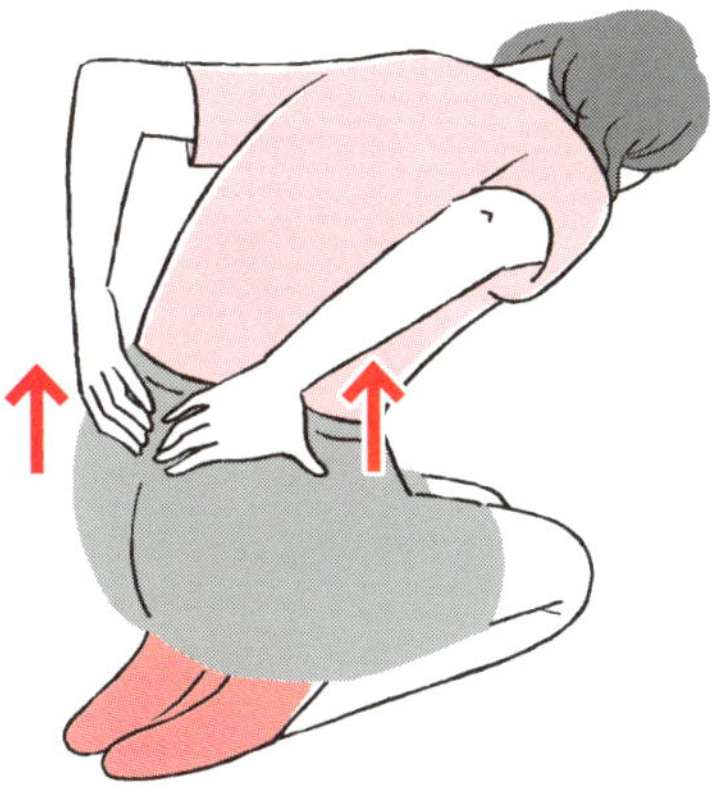

3 体を起こす

両手に力を入れたまま、ゆっくりと体を起こし、背中を反らす。その体勢を30秒～1分間キープ。

回数の目安は、1日2～3回。

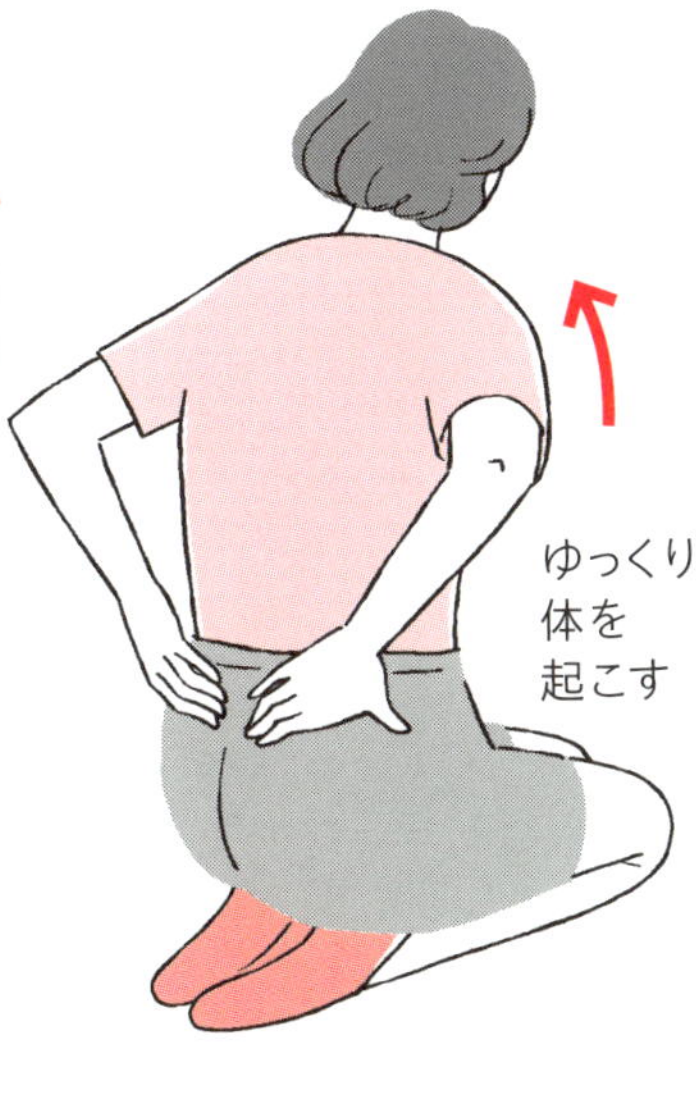

※痛みが強いときは無理をしないこと

床に寝て
腰の関節矯正

すべての
タイプ

仙腸関節ストレッチ

この「仙腸関節ストレッチ」は、すべての人に行っていただきたいストレッチです。

腰周りの「関節・骨」のタイプ（A・A'・Bタイプ）を問わない理由は、「仙腸関節」は腰を家屋に例えるなら、土台に相当するほど重要な関節だからです。

ただし、仙腸関節は正常な状態でも前後左右に数ミリしか動かない関節です。そのわずかな可動域（動く範囲）があることで、**体の荷重や外部からの衝撃を和らげるクッションの役割**を果たしています。

しかし、可動域が非常に狭いだけに引っかかりを起こしやすく、**約8割もの日本人に仙腸関節の不調がある**と言われているほどです。

このストレッチを行うと、固まっていた仙腸関節がゆるんで可動域が広がり、スムーズに動くようになります。また、こうして仙腸関節の機能が正常化されると、**腰椎・椎間板・腰周りの筋肉などに押し寄せていた負荷がかなり軽減されます。**

すると、それらの組織が神経や血管を圧迫・刺激して坐骨神経痛を強めるリスクを避けることができます。もちろん、腰痛もスーッと楽になります。

1 まずは目印の尾骨を確認

お尻の割れ目の上の出っ張った部分=「尾骨」を探し、そこに握りこぶしを当てる。

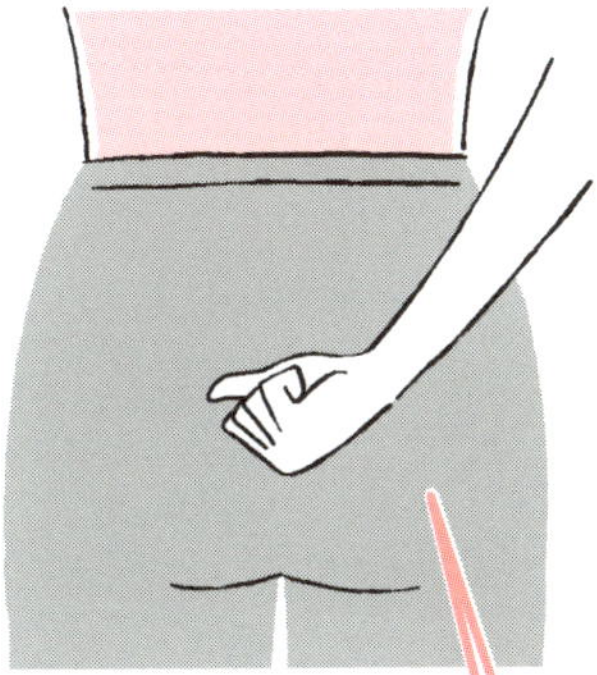

用意するもの

テニスボール 2個

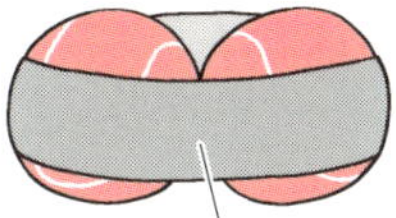

硬式のテニスボール2個をぴったりとくっつけ、ガムテープなどを巻いて固定する。

骨盤の構造（後ろから見た図）

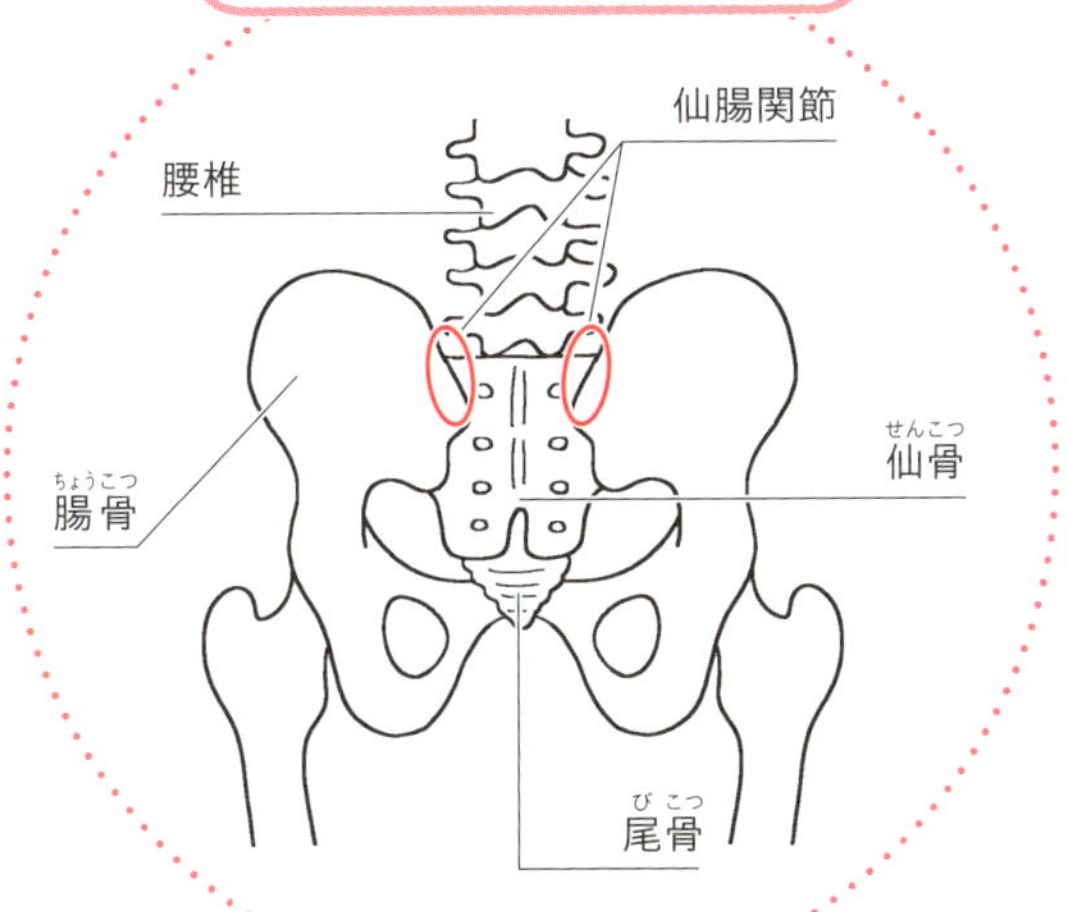

2

握りこぶしの上に
テニスボールを乗せる

*1*の握りこぶしの上の位置=「仙腸関節」に、あらかじめ用意しておいた2個のテニスボールを左右中央にくるように乗せる。

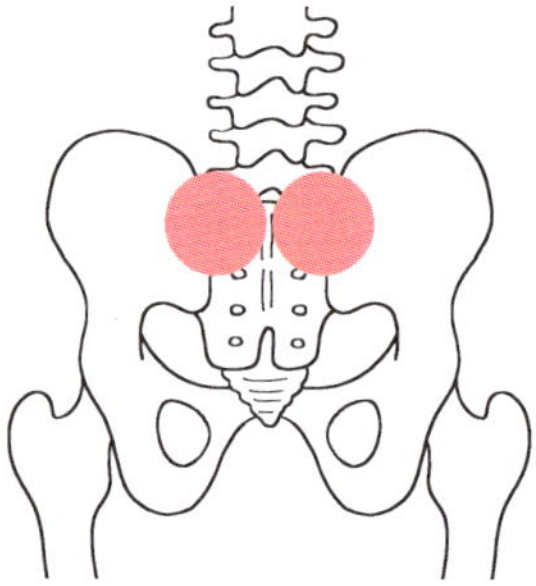

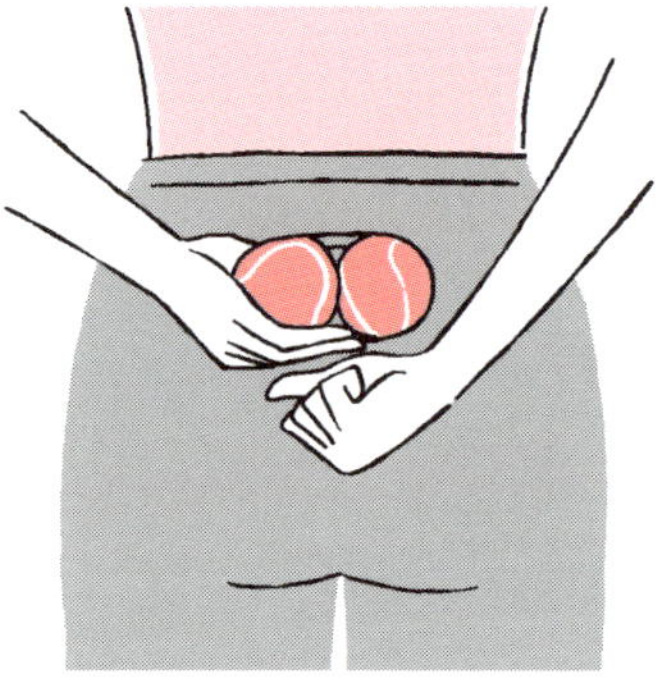

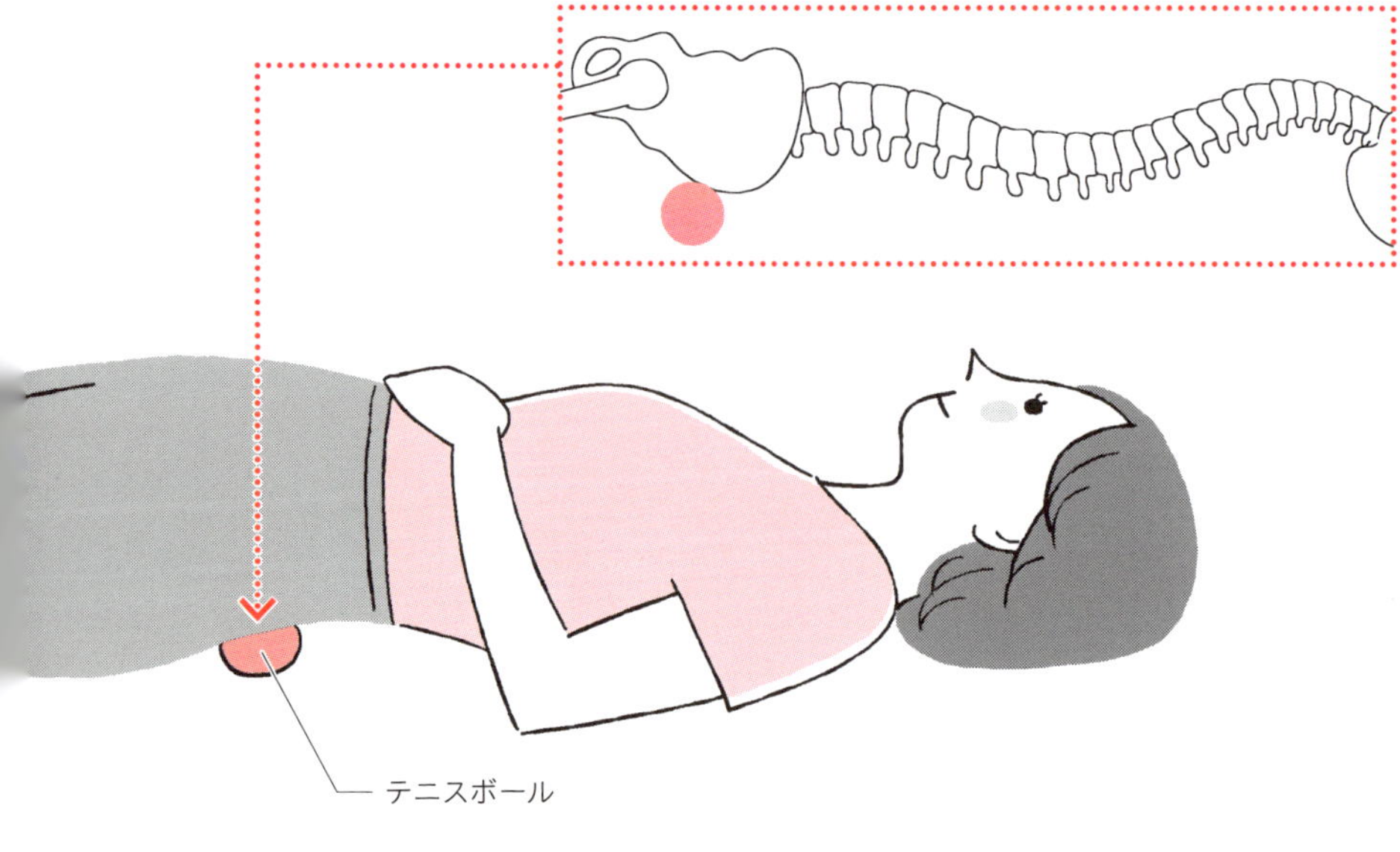

NG

第4腰椎と第5腰椎は刺激しないこと！

坐骨神経痛が生じる原因のひとつである脊柱管狭窄症は、第４腰椎と第５腰椎に起こりやすいので、テニスボールで刺激しないように注意。

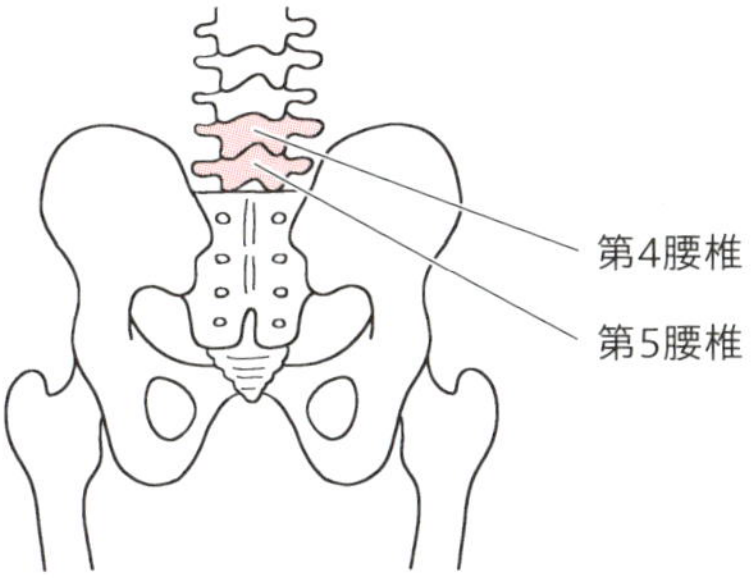

3 1～3分間、仰向けに寝る

握りこぶしを外し、ボールの位置がズレないように注意しながら仰向けに寝て、その体勢を1～3分間キープ。

回数の目安は、1日1～3回。

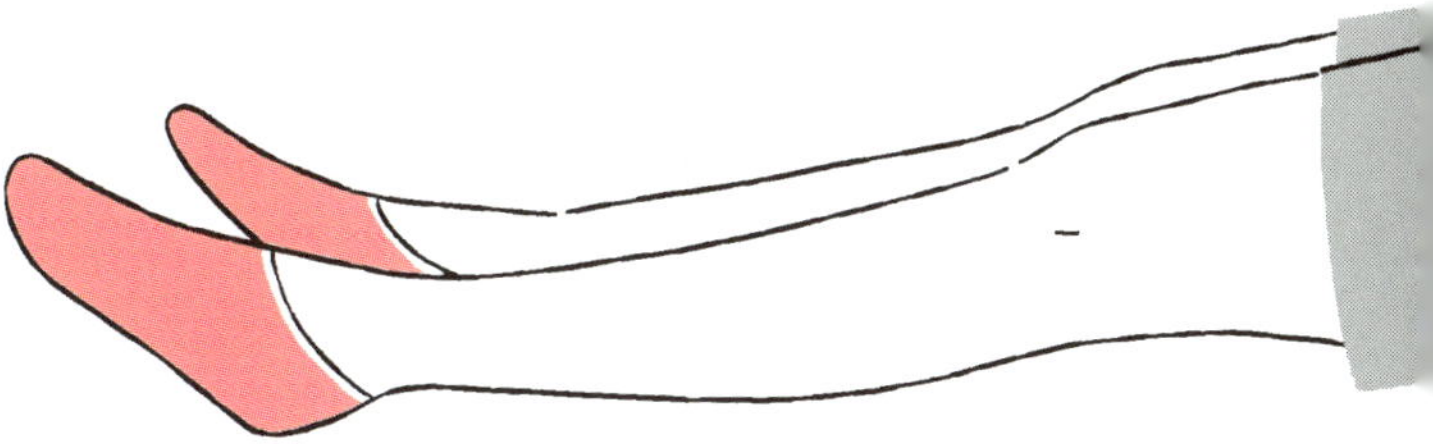

筋肉柔軟化

腰の後面の筋肉柔軟化

すべてのタイプ

イスで脚組みストレッチ

ここからは、下半身のしびれ・重だるさ・違和感・痛みを生み出す3つの「ほんとうの原因」のうち、**「腰周りの『筋肉』の問題」を消すためのストレッチ**をご紹介します。

このストレッチでターゲットにしているのは、お尻にある「梨状筋《りじょうきん》」というインナーマッスルです。

この筋肉は、仙骨と太ももの骨（大腿骨《だいたいこつ》）の最上部（大転子《だいてんし》）の間にあり、坐骨神経の根元部分の上に覆いかぶさるように伸びています。

実は、この**梨状筋が緊張・硬直し、坐骨神経をギューッと締め付ける**ことによって、坐骨神経が伸びるお尻から下半身にかけてのしびれ・違和感・痛みの原因になるケースが非常に多いのです。

ですから、このストレッチで梨状筋を適度に伸ばし、緊張・硬直した状態をほぐすことで、**坐骨神経を締め付けから解放できます。**

また、このストレッチの動きをすると、梨状筋だけでなく、お尻全体の筋肉をリフレッシュする効果も得られます。

それにより、**お尻の浅層にある細かい神経**（上殿《じょうでん》皮《ひ》神経《しんけい》など）**の締め付けも解放する**ことができます。

1 イスに座って背すじを伸ばす

イスに浅めに座り、両足を肩幅程度に開く。

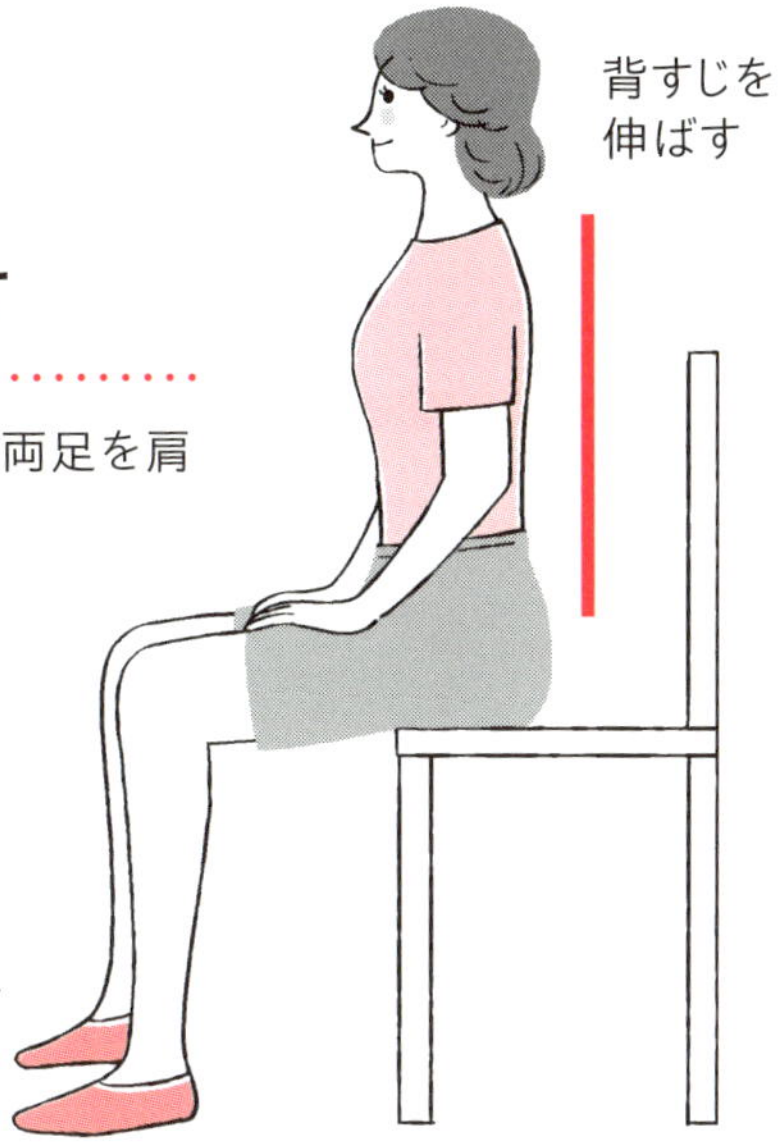

※イスが安定していることを確認する

2 脚を組んで上体を前に倒し、お尻を伸ばす

しびれや違和感のあるほうの脚の外くるぶしを、反対の脚の太ももの上に乗せ、上体をゆっくりと前方へ倒す。「脚を上げているほうのお尻がしっかりと伸びている」と感じられたら、その体勢を30秒～1分間キープ。

回数の目安は、1日1～3回。余裕があれば、反対側の脚も同じ要領でストレッチを行う。

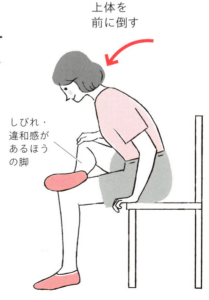

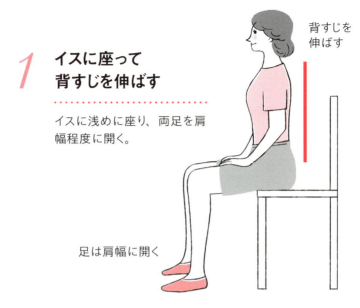

筋肉柔軟化

腰の前面の筋肉柔軟化

すべてのタイプ

脚の付け根伸ばしストレッチ

「脚の付け根伸ばしストレッチ」は、厳密にいえば坐骨神経痛ではない、**太もも前面に現れているしびれや違和感の改善・解消**に効果の高いストレッチです。

ターゲットにしている筋肉は、腰椎と太ももの骨（大腿骨）の間にある「腸腰筋《ちょうようきん》」という筋肉です。

この筋肉が緊張・硬直すると、その中を走っている**「大腿神経《だいたいしんけい》」という神経が締め付けられたり、神経そのものが固くなったりします。**

大腿神経は、腰椎から出た後、太もも前面の脚の付け根部分を通り、枝分かれしながら下へ伸びていきます。

ですから、**腸腰筋に問題があると、その影響が太もも前面の不調として現れます。**

このストレッチを行い、脚の付け根から太もも前面をしっかりと伸ばし、この範囲にある筋肉・神経の伝達を活性化すれば、しびれや違和感の元を根本から解決できます。

さらに、このストレッチをすると、仙腸関節の機能を向上させて**腰痛を軽減・解消する効果、股関節痛を軽減・解消する効果**も得られます。

これは、多彩な効果を兼ね備えた、非常に優れたストレッチなのです。

1 片ひざ立ての体勢になる

しびれや違和感があるほうの脚のひざを床につけ、反対の脚は前方正面に出して「片ひざ立て」の体勢になる。次に、ひざをついているほうの腕を背中側に回し、手根《しゅこん》（手首に近い部分でふくらんでいる手のひらの部分）を「仙腸関節」のあたりに置く。

※仙腸関節の位置は 61 ページを参照

2 重心を移動させ、脚の付け根を伸ばす

床についている両脚の位置はずらさずに、手根を反対側の斜め前方に向けて押し、重心も反対側の斜め前方に移動させて、脚の付け根あたりを伸ばす。その体勢を1～2分間キープ。

回数の目安は、1日1～3回。

余裕があれば、反対側の脚も同じ要領でストレッチを行う。

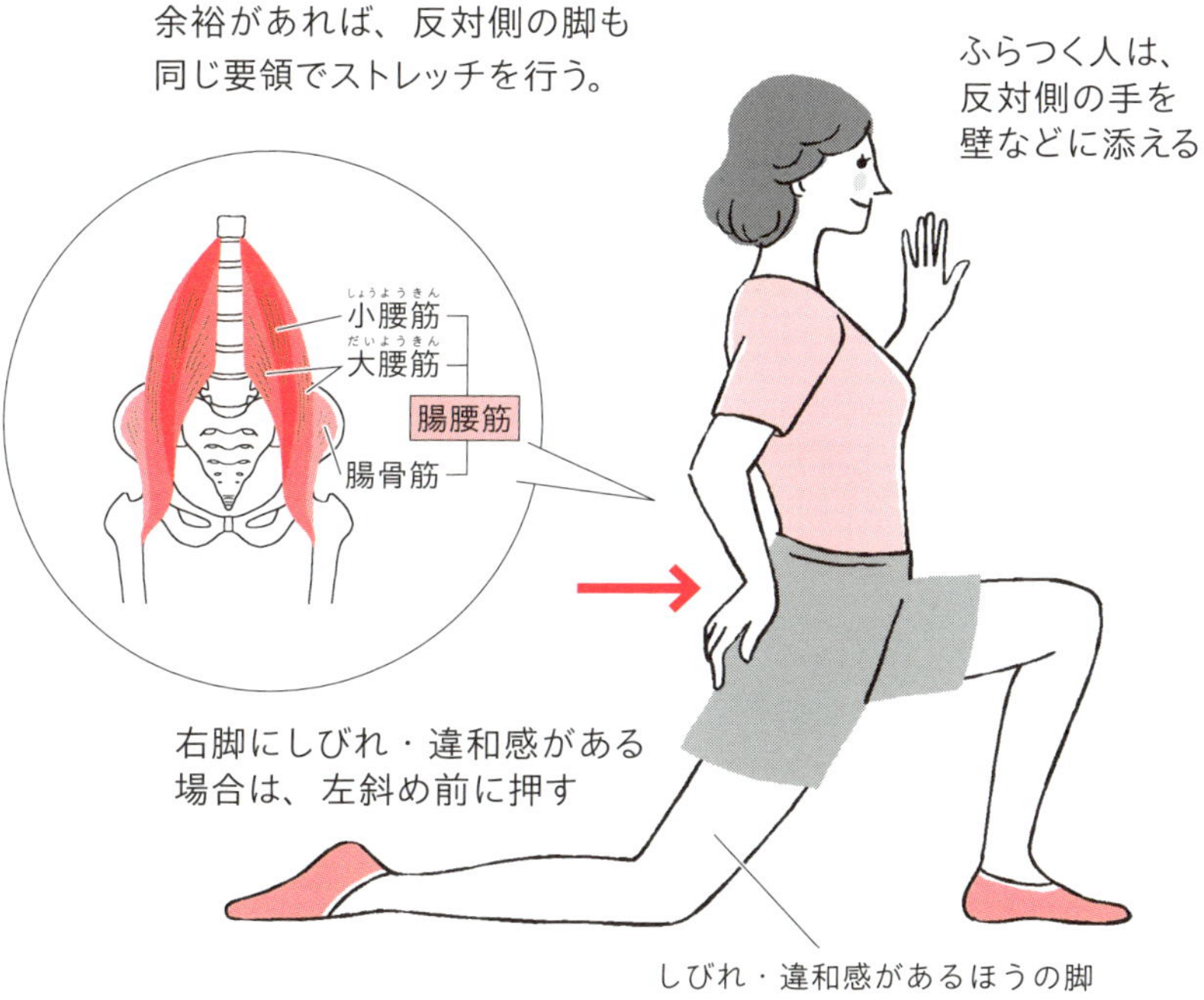

ふらつく人は、
反対側の手を
壁などに添える
小腰筋《しょうようきん》
大腰筋《だいようきん》
腸腰筋
腸骨筋
右脚にしびれ・違和感がある
場合は、左斜め前に押す
しびれ・違和感があるほうの脚

教えて！　酒井先生

COLUMN 2

腰の「脊柱管狭窄症」ってどんな病気ですか？

「脊柱管」とは、腰椎後方にあるトンネル状のスペースです。背骨（椎骨）の後方には、椎孔《ついこう》という穴が開いています。そのため、その椎骨が縦に積み重なると、椎孔も縦に連なって、縦に走るトンネル状のスペースができます。これが脊柱管です。

そして、腰の部分の脊柱管の中には、脊髄からつながる「馬尾」や、そこから枝分かれした「神経根」など、重要な神経が通っています。

ところが、一般的にはAタイプの腰周りの「関節・骨」の問題が発生した後、腰椎の後ろ側の構造も崩壊していきます。そして、腰椎の位置がズレたり、腰椎の一部にトゲ（骨棘《こっきょく》）ができたり、靱帯《じんたい》が厚くなって脊柱管の中に張り出してきたりするなどして、脊柱管内部が狭くなります（脊柱管の狭窄）。

すると、そこを通っている神経が圧迫・刺激されて、しびれや痛みを感じるようになるのです。

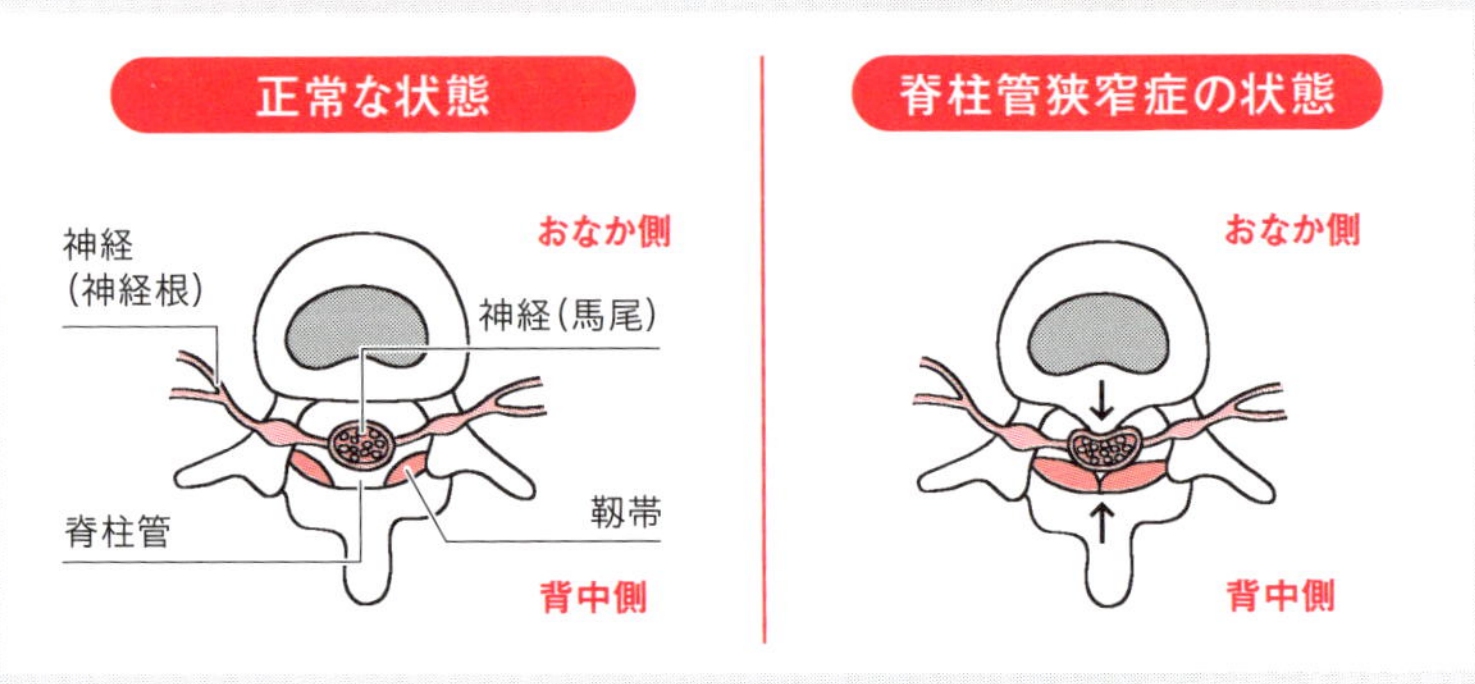

第3章

SAKAI'S METHOD

神経が原因の「しびれ・違和感」を自分で治す！ 著効ストレッチ

FOR BACK & LEGS PAIN

不調の「ほんとうの原因」のすべてに万全の対策ができるセルフケア

第2章でご紹介したストレッチは、下半身のしびれ・重だるさ・違和感・痛みを生み出す「腰周りの問題」を解消するために、腰周りの関節・骨・筋肉にアプローチするものでした。

これらは、第1章でお話しした、不調の「ほんとうの原因」の3つのうちの2つ、❶腰周りの「関節・骨」の問題と、❷腰周りの「筋肉」の問題を取り除くために考案したものです。

坐骨神経の「走行ルート」の始まりのほうにある、腰周りの関節・骨・筋肉の問題を解消し、「坐骨神経を圧迫・刺激している原因」を解消することがねらいです。

第3章では、残るもうひとつの「ほんとうの原因」である、**❸下半身にある「神経」の問題**をターゲットにした、下半身の不調の元を効率的に取り除くセルフケア法をご紹介します。

第1章でご説明したように、**坐骨神経は腰から出た後、お尻・太ももの後ろ側を通り、ひざ裏で枝分かれしながら足の指先まで伸びています。**坐骨神経は、このように下半身を長々と走る中で、緊張・硬直した筋肉などに締め付けられることがあります。

また、下半身には、坐骨神経ではない神経も多数あります。

例えば、体の表層・皮ふにある細かい神経（皮神経《ひしんけい》）も、同じように緊張・硬直した筋肉などによって締め付けられる場合があります。

筋膜（筋肉を包んでいる膜）・筋肉どうしがうまくすべっていない（癒着《ゆちゃく》したような）状態になっているときも、内部や周辺にある神経は圧迫されてしまいます。

こうした状態が長く続くと、**神経そのものまで緊張・硬直していき、下半身のしびれなどの不調が増幅されかねません。**患者さんの中には、腰周りの問題はそれほどではなくとも、下半身の神経の問題のほうが大きいケースもみられるほどです。

そこで、腰周りの関節・骨・筋肉の異常を矯正した後は、これらの下半身に広がっている神経にアプローチするセルフケアもおすすめします。ケアをすることによって、下半身に現れているしびれ・**重だるさ・違和感・痛みに対し、万全の対策ができるのです。**

神経正常化

太ももの神経正常化

すべてのタイプ

太もも神経ほぐし

私は若い頃、自分の体をかえりみずに仕事をしすぎたために、腰椎《ようつい》の椎間板《ついかんばん》ヘルニアをわずらったことがあります。また、後には脊柱管狭《せきちゅうかんきょう》窄症《さくしょう》の施術経験や知識を増やすために、あえて腰に負荷をかけ、脊柱管狭窄症の症状も経験しました。そうした腰の問題が原因で現れた坐骨神経痛がひどいときに、**脚のしびれを消すために愛用した方法が、この即効性の高い「太もも神経ほぐし」**です。

このストレッチは、しびれや痛みがあるほうの脚を外側に回旋させた（開いた）状態で、ひざ上の内側からグーッと押すので、押している手のひらの反対側＝太ももの外側を伸ばしていることになります。さらに、太ももの裏側やふくらはぎまで自然に伸ばすことができます。

ターゲットとする範囲は、**坐骨神経の走行ルートに近いところ**であり、**細かい神経も分布していて、しびれや違和感が出やすいところ**です。

そこをストレッチすることにより、この範囲で緊張・硬直した筋肉をリフレッシュでき、**固くなっていた神経組織や血管組織の柔軟性を回復させることができます。**その結果、神経の伝わりや血流が改善して、しびれや違和感が解消されます。

1 しびれがあるほうの脚のかかとをイスに乗せる

しびれや違和感があるほうの脚を外側に回旋させた（開いた）状態にして、かかとをイス（または平台など）の上に乗せる。

2 ひざの上を両手で押し、太もも外側を伸ばす

ひざのお皿の骨の少し上の内側の位置に、両方の手のひらを乗せ、体重を利用しながら床に対して垂直にグーッと押す。「太ももの外側がしっかりと伸びている」と感じられたら、その体勢を1～3分間キープ。

回数の目安は、1日1～3回。

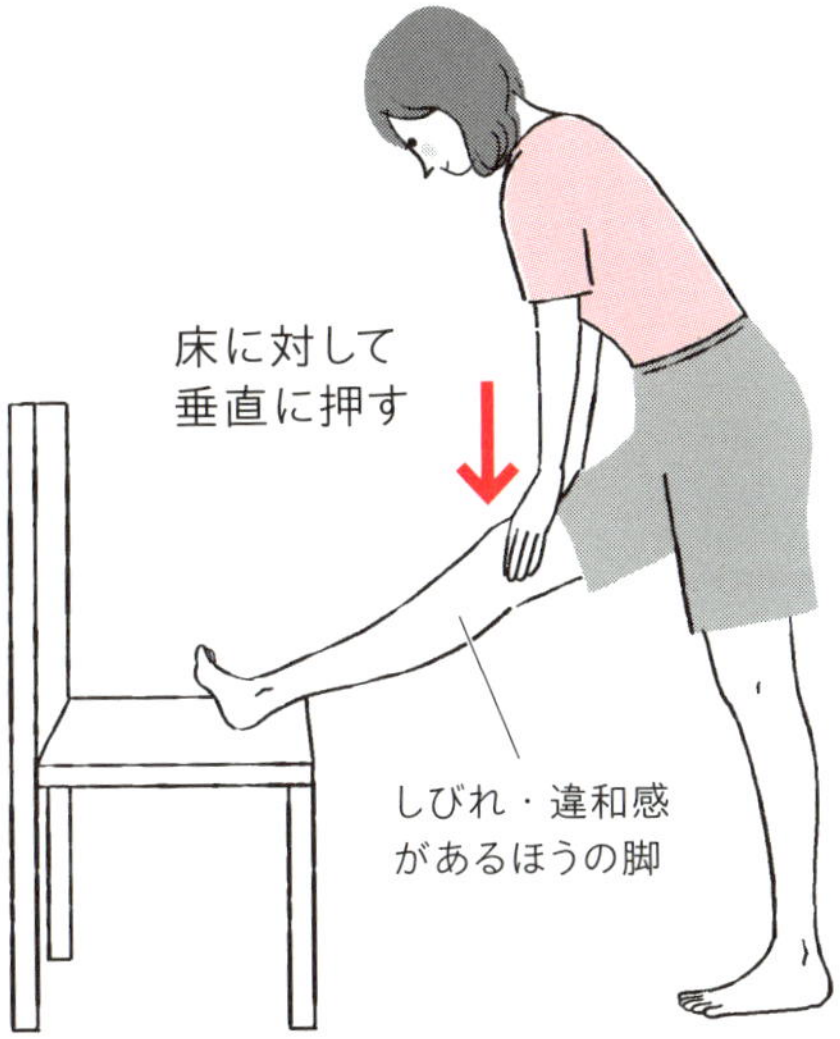

※イスが安定していることを確認する

POINT

! つま先は外側に開いて！

ストレッチを行う際、つま先は真っすぐに伸ばさず、外側に開いて行うこと。そうすることで、自然と適切な位置に手を当てやすくなり、太ももの外側を伸ばしやすくなります。

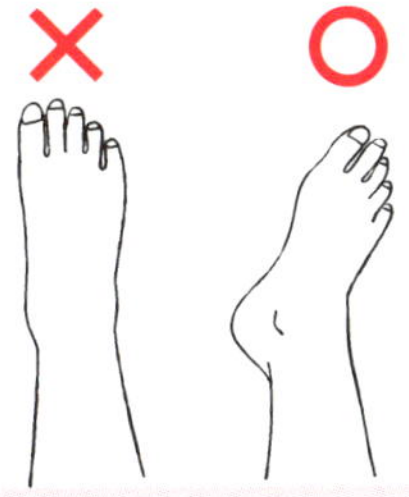

神経正常化

お尻中央の神経正常化

すべてのタイプ

ボールでお尻ストレッチ

このストレッチを行うと、3個のテニスボールから伝わる適度な刺激によって、**坐骨神経・上殿皮神経《じょうでんひしんけい》・中殿皮神経《ちゅうでんひしんけい》**という3種類の神経を圧迫から解放することができます。

まず、体の側面に近いところの「ボール❶」（75ページの*2*参照）の位置は、坐骨神経の走行ルートに相当します。**坐骨神経は、この付近で梨状筋《りじょうきん》の硬直によって締め付けられやすい**ので、テニスボールからの刺激で梨状筋をほぐすことで、締め付けを解消できます。

三角形の頂点になる「ボール❷」の位置は、上殿皮神経のある場所に相当します。上殿皮神経は、インナーマッスルである**中殿筋《ちゅうでんきん》や小殿筋《しょうでんきん》の過剰な収縮・緊張・硬直によって、神経が腸《ちょう》骨《こつ》との間に挟まれて締め付けられます。**そこで、この締め付けを解消すべく、テニスボールで適度な刺激を与えているのです。

最後のひとつ、お尻の穴に近いところの「ボール❸」の位置は、中殿皮神経のある場所に相当します。この神経は、**仙骨《せんこつ》と腸骨をつなぐ靭《じん》帯《たい》や梨状筋の硬直などで締め付けられやすい**ため、こちらもテニスボールからの刺激でほぐすことが、しびれ・重だるさ・違和感・痛みの解消につながります。

1 まずは目印の尾骨を確認

お尻の割れ目の上の出っ張った部分=「尾骨」を探し、そこに握りこぶしを当てておく。

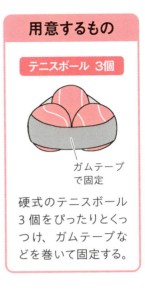

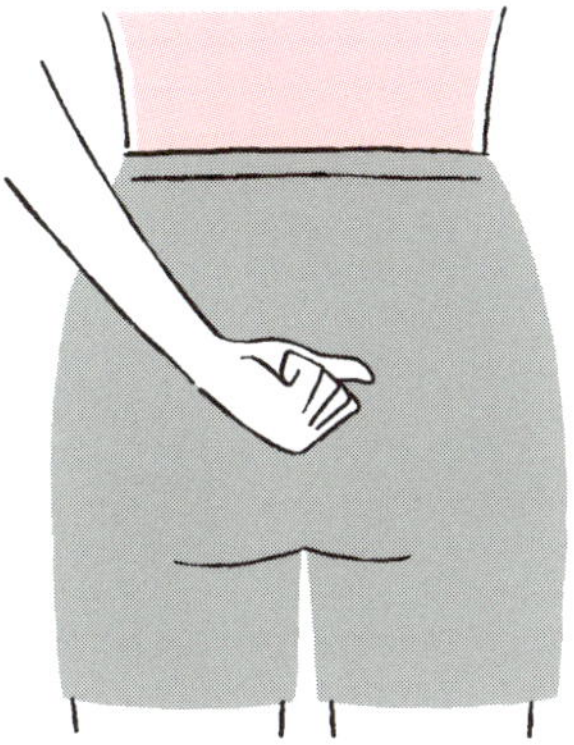

用意するもの

テニスボール 3個

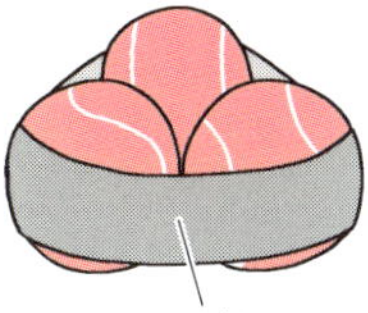
ガムテープ
で固定

硬式のテニスボール3個をぴったりとくっつけ、ガムテープなどを巻いて固定する。

2 握りこぶしの横にテニスボールを当てる

*1*の握りこぶしの真横の位置に、あらかじめ用意しておいた3個のテニスボールがくるように当てる。

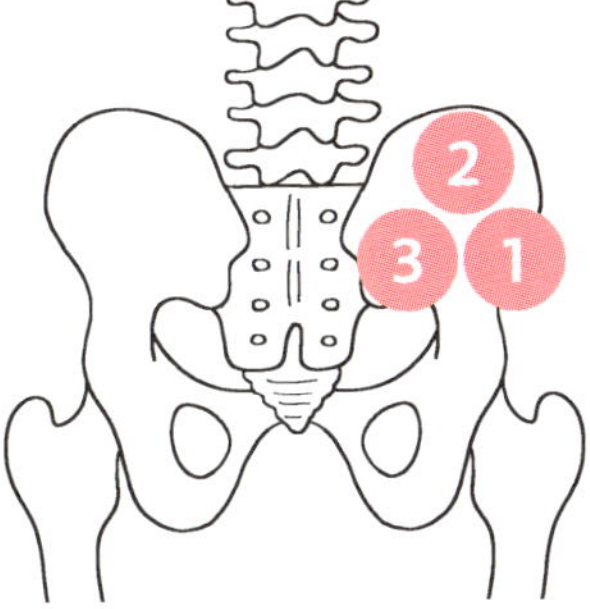
2
3
1

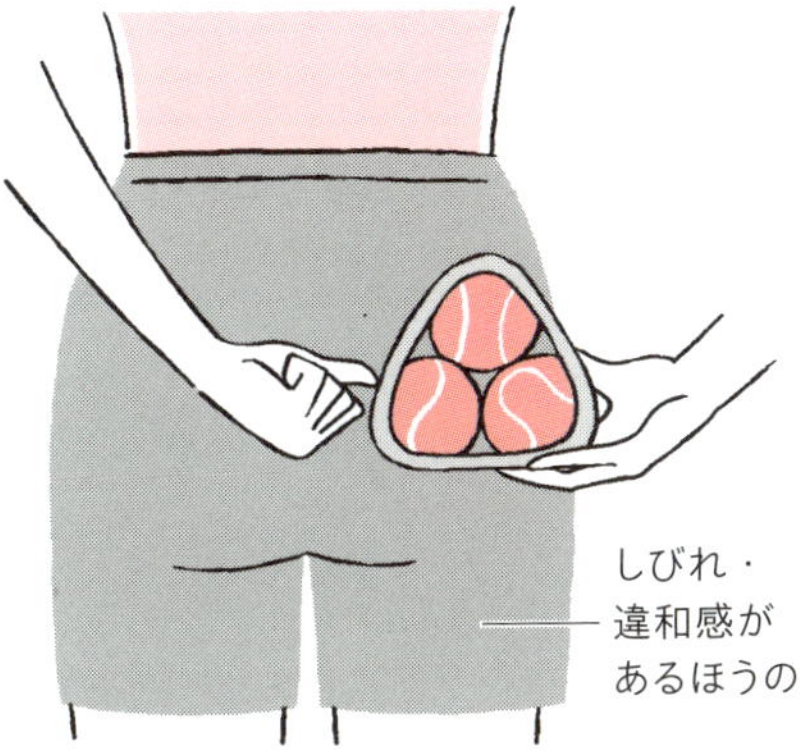
しびれ・
違和感が
あるほうの脚

NG

上げた脚は床につけない

腰をひねることを目的としたストレッチではないので、上げた脚は浮かせたままで OK。内側に 45 度くらい傾けることで、体重がテニスボールの上にうまく乗り、お尻のだるさや脚にかけてのしびれを改善・解消するメカニズムが働きやすくなります。

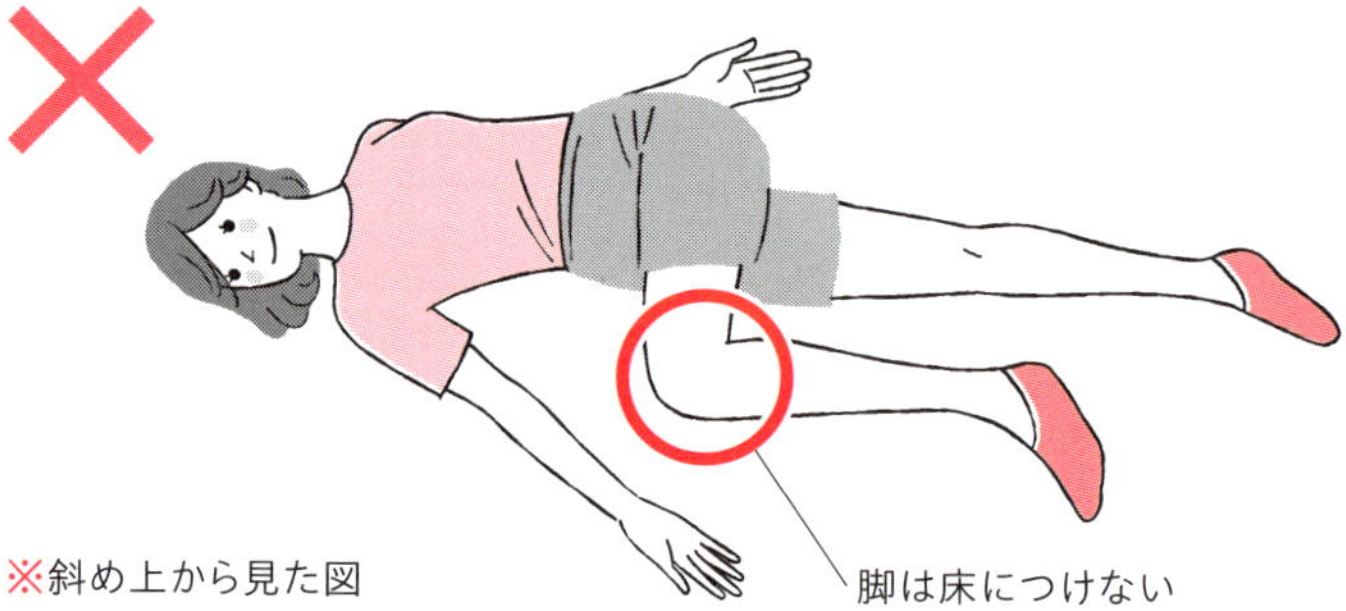

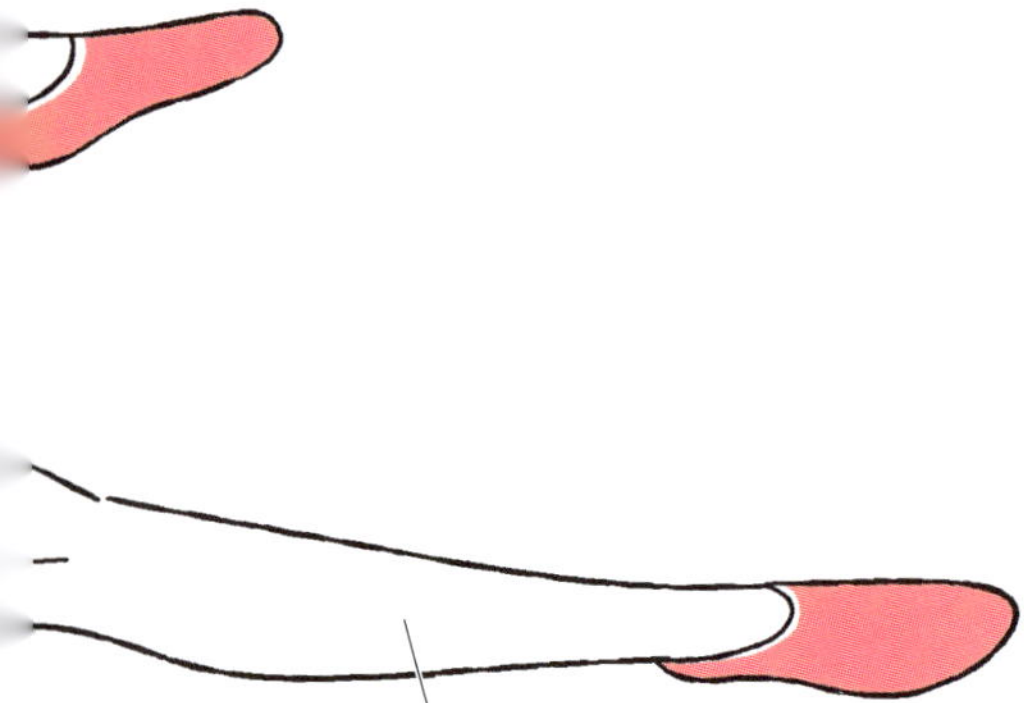

3

1～3分間、仰向けに寝ながら片脚を上げて内側に傾ける

握りこぶしを外し、ボールの位置がズレないように注意しながら仰向けに寝て、しびれや違和感があるほうの脚とは反対側の脚を軽く上げて、内側に45度くらい傾けた体勢を1～3分間キープ。

回数の目安は、1日1～3回。

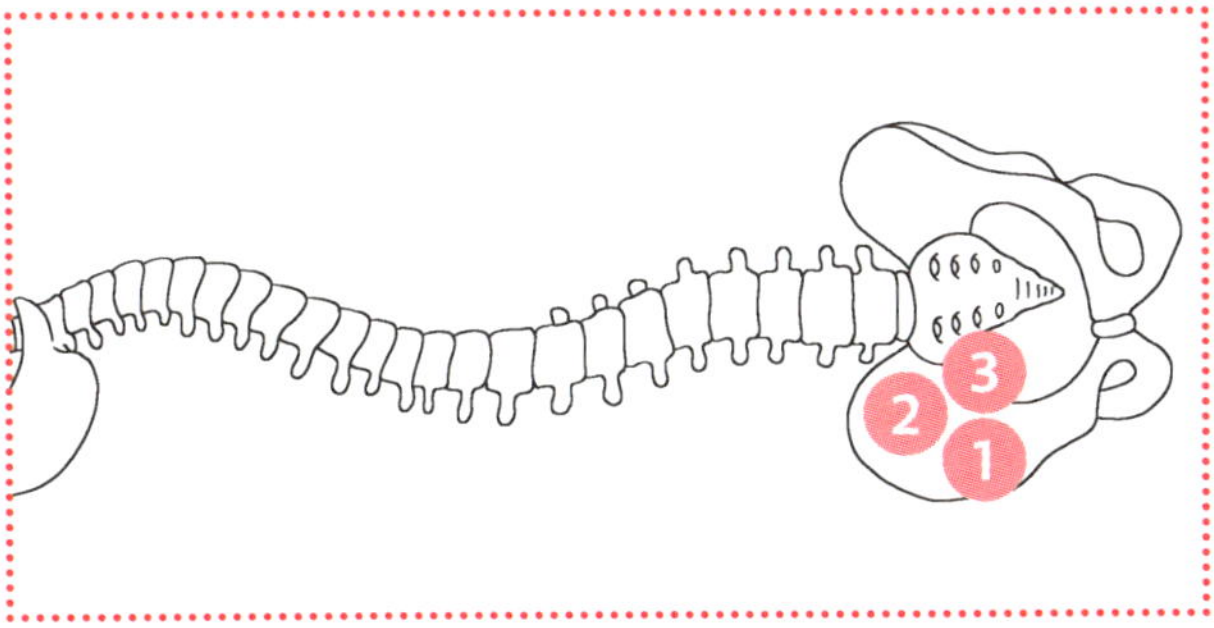

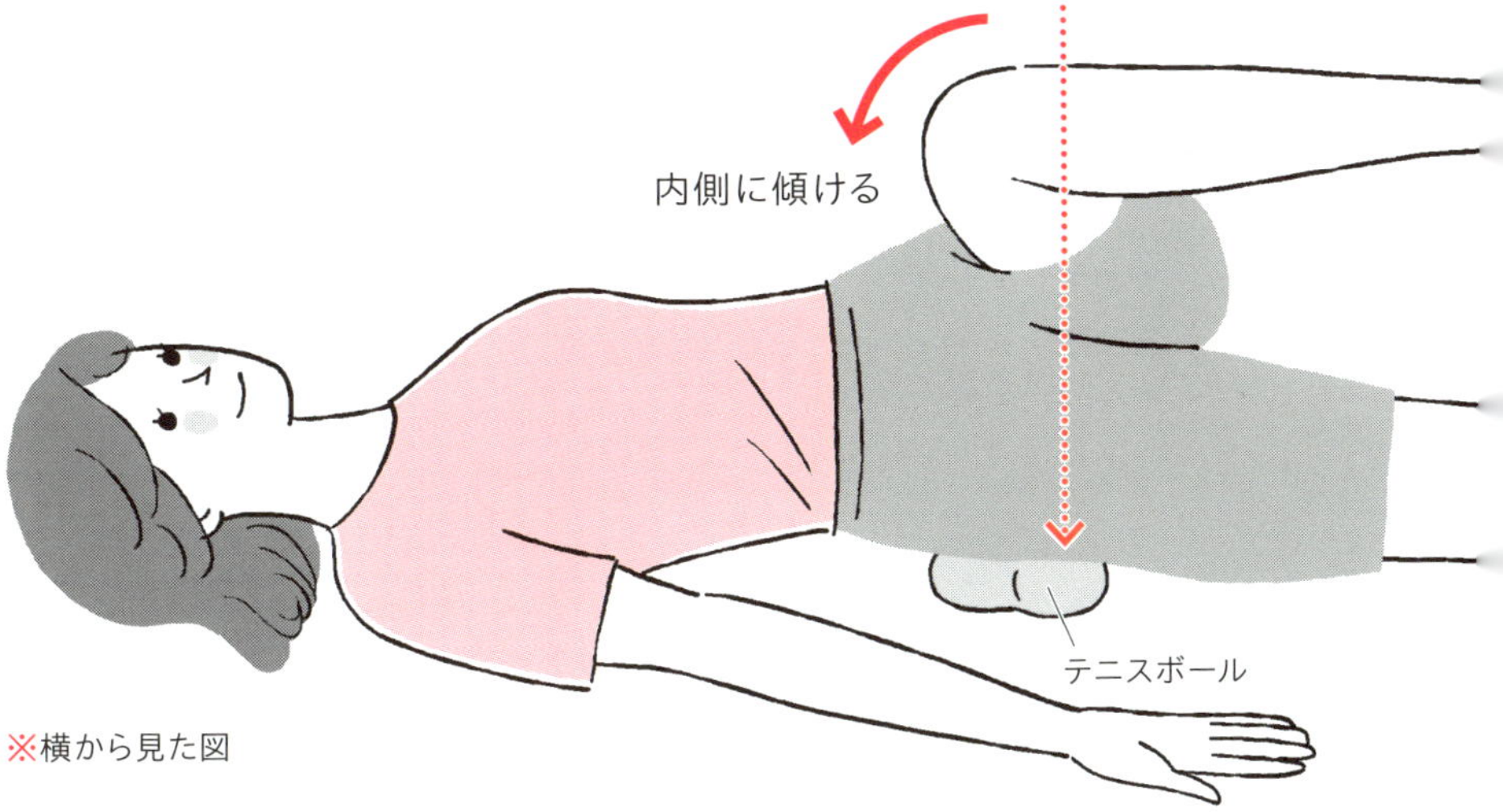

※横から見た図

神経正常化

お尻下部の神経正常化

すべてのタイプ

ボールの上座りストレッチ

このストレッチでターゲットにしている神経は、お尻の下部（左右のふくらみがなくなって太ももになるあたり）の中央から下へ伸びている**後大腿皮神経**《こうだいたいひしんけい》です。

この神経は、坐骨神経の少し内側にあり、周りの組織から圧迫・刺激されると、主に**太ももの真裏にしびれや痛みが現れます。**

後大腿皮神経は、仙骨から出て**梨状筋の下**を通り、さらに**坐骨結節のあたり**を通って太ももへ伸びていきます。これらの2つの場所が、後大腿皮神経の問題が起こりやすいところです。

梨状筋の硬直によって締め付けられている場合には、すでにご紹介した**「ボールでお尻ストレッチ」**（74ページ参照）や、**「イスで脚組みストレッチ」**（64ページ参照）でケアできます。

そして、**坐骨結節のあたりの問題に効くのがこのストレッチです。**このあたりには梨状筋と同じ働き（股関節の外旋）をするインナーマッスルをはじめ、複数の筋肉・腱《けん》が密集していて、それらの組織の硬直によって締め付けられやすくなります。

ですから、ここも見逃さずにケアすることで、お尻の下部から太ももの真裏にかけての不調を解消できます。

1 まずは目印の坐骨結節を確認

お尻の左右のふくらみの下部の出っ張った部分=「坐骨結節」に、あらかじめ用意しておいた2個のテニスボールを当てる。

※坐骨結節は、イスに座ったとき、イスの座面に当たる「坐骨」の下方部にある突起

用意するもの

テニスボール 2個

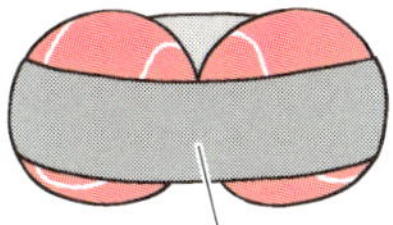

硬式のテニスボール2個をぴったりとくっつけ、ガムテープなどを巻いて固定する。

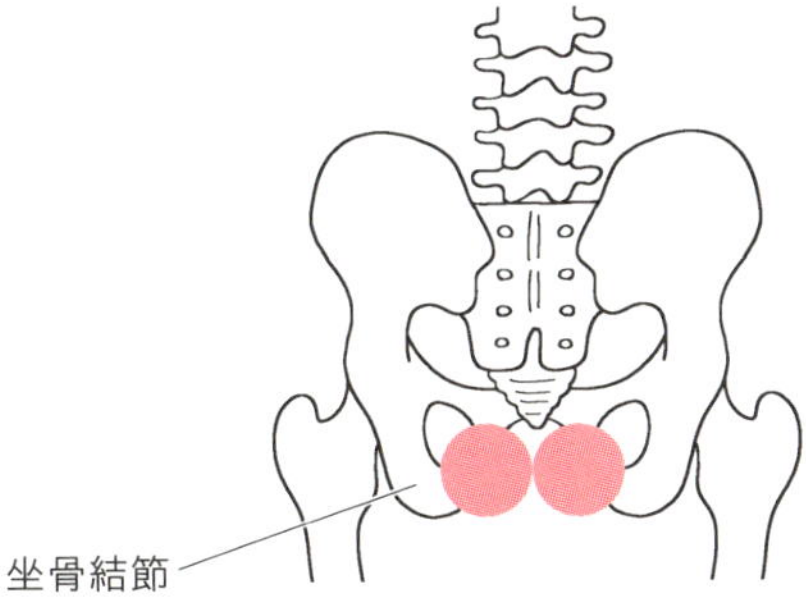

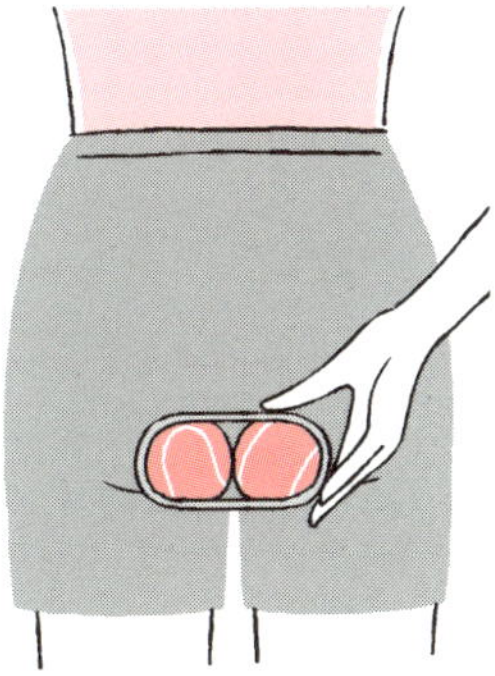

2 ボールの上に1～3分間、座る

ボールの位置がズレないように注意しながら、イスに座る。その体勢を1～3分間キープ。回数の目安は、1日1～3回。

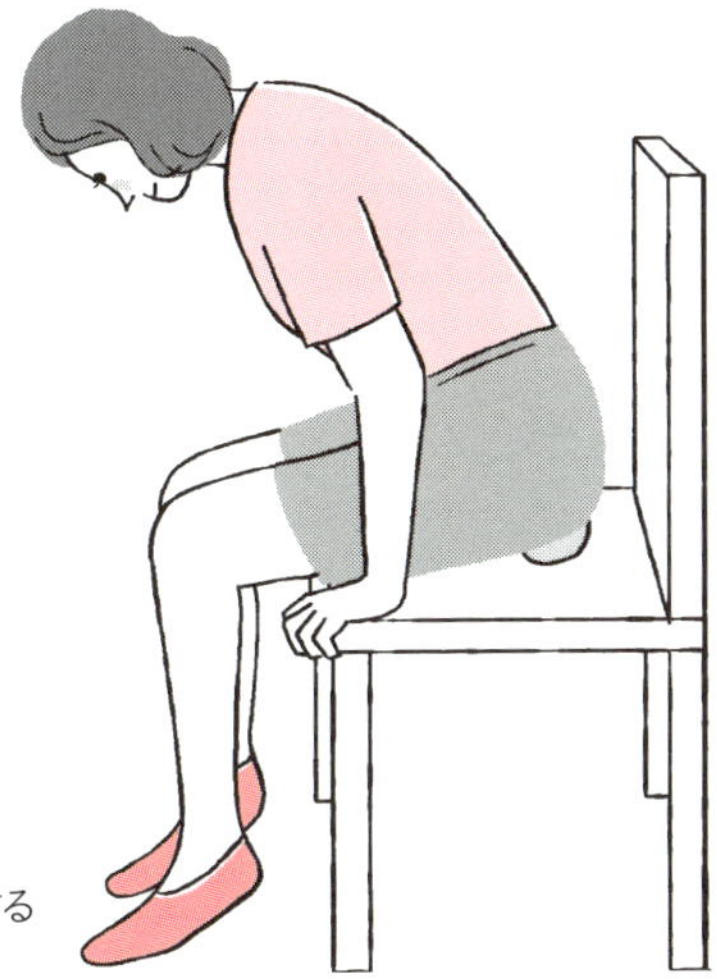

※イスが安定していることを確認する

神経正常化

お尻下部の神経正常化

すべてのタイプ

お尻揺らしストレッチ

このストレッチは、前ページでご紹介した「ボールの上座りストレッチ」のアレンジバージョンと考えてください。

ターゲットにしている神経は、同じく後大腿皮神経です。ただし、テニスボールを使う方法と比べると、手でつかんで刺激することで範囲が少し幅広くなるため、後大腿皮神経のすぐ外側を走っている**坐骨神経にも締め付けを解放する作用が期待できます。**

また、お尻全体を揺らすことになるので、お尻のほぼ全体を覆っている浅層の筋肉＝大殿筋《だいでんきん》もやわらかくしてくれます。それにより、特に**お尻のしびれ・重だるさ・違和感の解消**につながります。

さらに、この「お尻揺らしストレッチ」では、実践するときにボールがいらず、立ったまま行えるので、思い立ったらすぐできるというメリットがあります。

ですから、**ボールの上座りストレッチ**はピンポイントで後大腿皮神経をしっかりとケアするときに、**お尻揺らしストレッチ**はパッとケアしたいときに実践するといったぐあいに、これらの2つのストレッチをうまく使い分けることをおすすめします。

1 お尻の下部中央をつかむ

お尻の最下部（お尻のふくらみがなくなる太もも最上部のあたり）の左右それぞれの中央部分を、両方の手の親指・人差し指・中指でギュッとつかむ。

2 左右へ小刻みに揺らす

*1*の状態のまま、手を左右へ小刻みに30秒～1分間揺らす。
回数の目安は、1日1～3回。

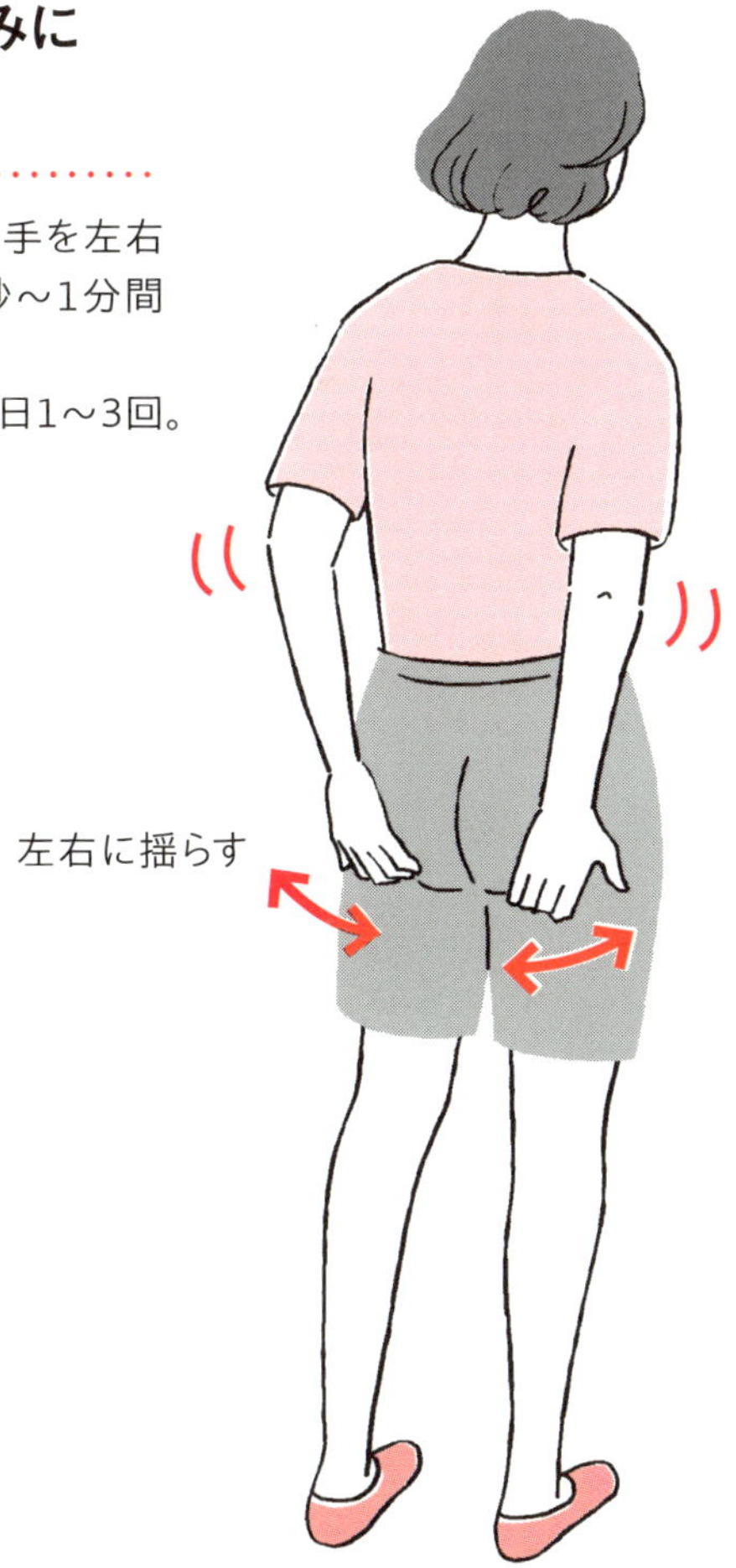

神経正常化

ひざ下の神経正常化

すべてのタイプ

腓骨頭矯正

「腓骨頭矯正《ひこつとうきょうせい》」は、ひざ下のしびれや痛みの改善・解消効果にすぐれたセルフケア法です。

「腓骨頭」とは、ひざから足首にかけての外側にある細長い骨（腓骨）の、いちばん上にある出っ張った部分です。

この部分には、坐骨神経から分かれた**総腓骨神経**が走っています。そして、さらに枝分かれしながら、**ひざ下の外側↓足の甲↓指先へと伸び、おおよそこの範囲の感覚を担う役割があります。**

また、この付近には、同様にひざ下全体へ伸びる動脈・静脈の血管もあります。

すなわち、腓骨頭はひざ下の坐骨神経痛の症状を緩和するカギを握る「関所」のようなものなのです。

ですから、ここを動かしてゆるめると、**神経圧迫や血流停滞が改善され、ひざ下のしびれなどの症状が解消される**わけです。

中でも、前述した総腓骨神経の走行ルート上に当たる**「ひざ下の外側」「足の甲から指先にかけての範囲」**の不調解消には著効を示します。

人によっては、その場でしびれや痛みが解消するほどで、想像以上の効果の大きさを実感できるでしょう。

1 イスに座り、ひざを曲げる

イスに座り、しびれや違和感があるほうのひざを90度曲げる。

2 ひざ下・外側の出っ張りをもみほぐす

ひざ下の外側にある出っ張り部分を親指と人差し指でギュッとつまみ、そのまま1〜3分間、もみ続けたり、前後に動かしたりする。

回数の目安は、1日1〜3回。

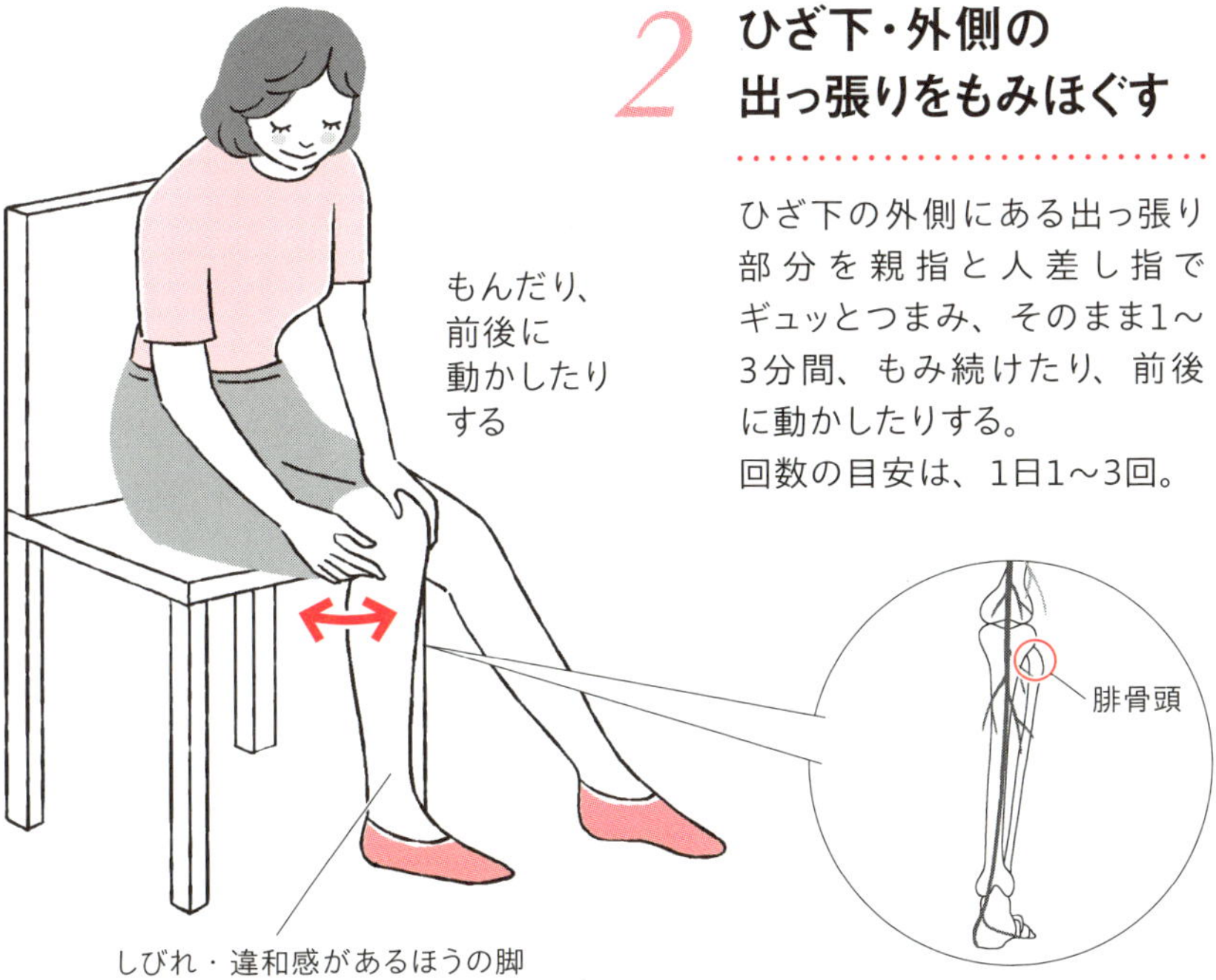

POINT

腓骨頭をうまく見つけるコツ

指でつまむ出っ張り部分（腓骨頭）の位置がわかりづらい場合は、ひざの外側に指を当てながらひざを曲げ伸ばしして、グリグリと動く部分を探してください。

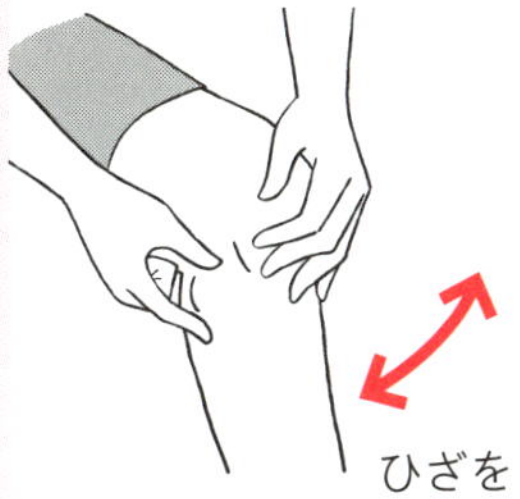

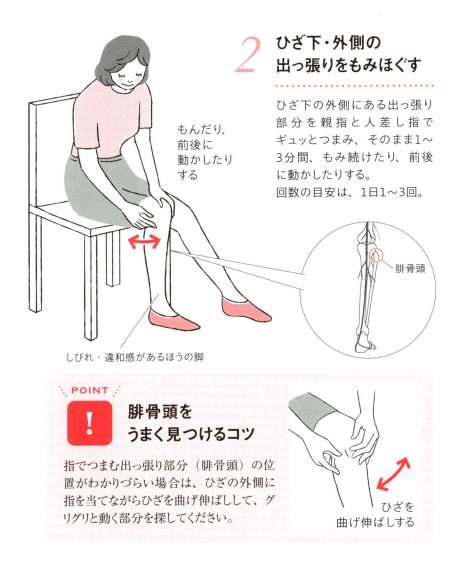

神経正常化

ひざ下の神経正常化

すべてのタイプ

くるぶし横&足裏刺激

「くるぶし横&足裏刺激」も、前ページでご紹介した「腓骨頭矯正」と同じく、ひざ下のしびれや痛みに改善・解消効果を発揮するセルフケア法です。

ひざ下の範囲でも、特に**「足の裏」にしびれ・違和感がある人**に、この「くるぶし横&足裏刺激」は適しています。

すでにお話ししたとおり、坐骨神経はひざ裏あたりで二手に分かれ、一方は**総腓骨神経**として、ひざ下の外側→足の甲→指先へ伸びていきます。

そしてもう一方は、**脛骨神経《けいこつしんけい》**としてふくらはぎの真ん中を通って内くるぶしをまわり、その後は**足底神経《そくていしんけい》**として足裏に広がり、指先へ伸びていきます。

この脛骨神経・足底神経の走行ルートの中で、スペースが狭かったり、硬直しやすいさまざまな筋肉や腱が密集していたりして、圧迫・刺激のストレスがかかりやすい部位が**「内くるぶしの横」**と**「土踏まず」**です。

だからこそ、これらのポイントを押さえつつ、「神経の伝達を活性化させる」「スペースの余裕を生み出す」ような動きをすることが、足の裏の不調の改善・解消に奏効するのです。

1 内くるぶしの横を押さえて、足首を動かす

まず、イスに座り、しびれや違和感のあるほうの脚の外くるぶしを、反対の脚の太ももの上に乗せる。次に、その脚の内くるぶしの横（背面側）を両手の親指で押さえつけたまま、足首を30秒間曲げ伸ばしする。

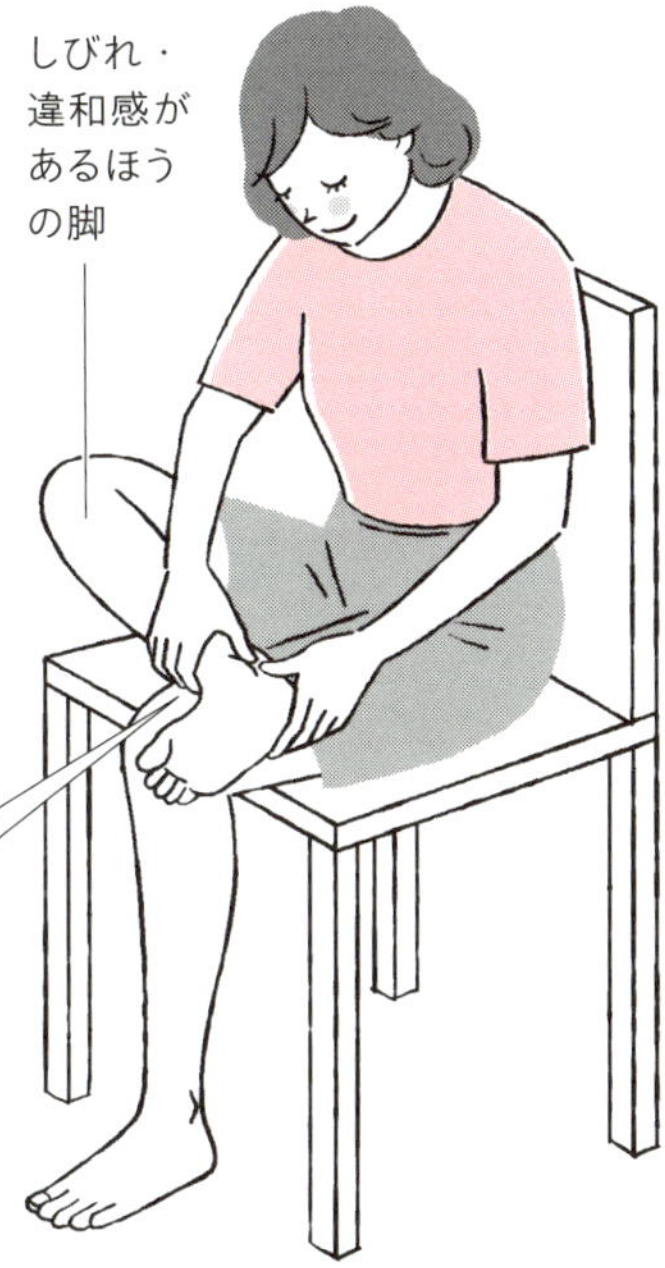
しびれ・違和感があるほうの脚

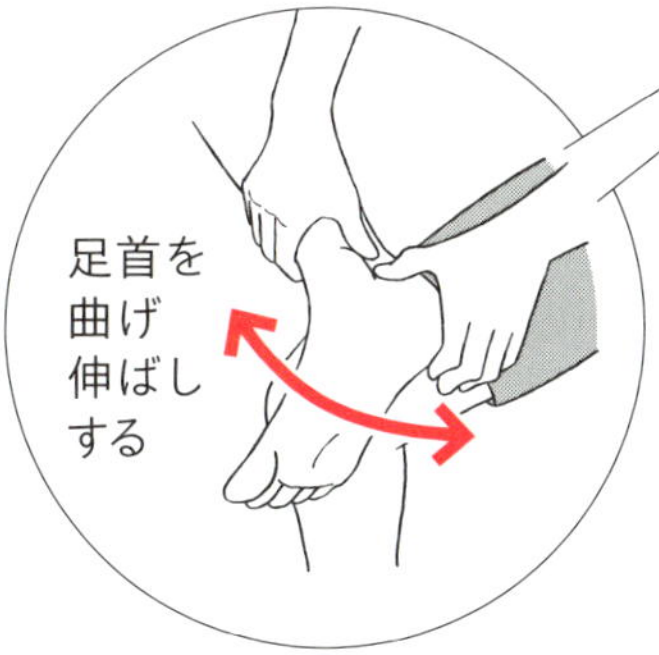
足首を曲げ伸ばしする

2 土踏まずを押さえて、足指を動かす

*1*の体勢のまま、足裏の土踏まず部分を両手の親指で押さえつけたら、足指で“じゃんけん”のグー（握る）とパー（開く）の動作を30秒間繰り返す。

*1*と*2*を続けて行う。

回数の目安は、1日1〜3回。

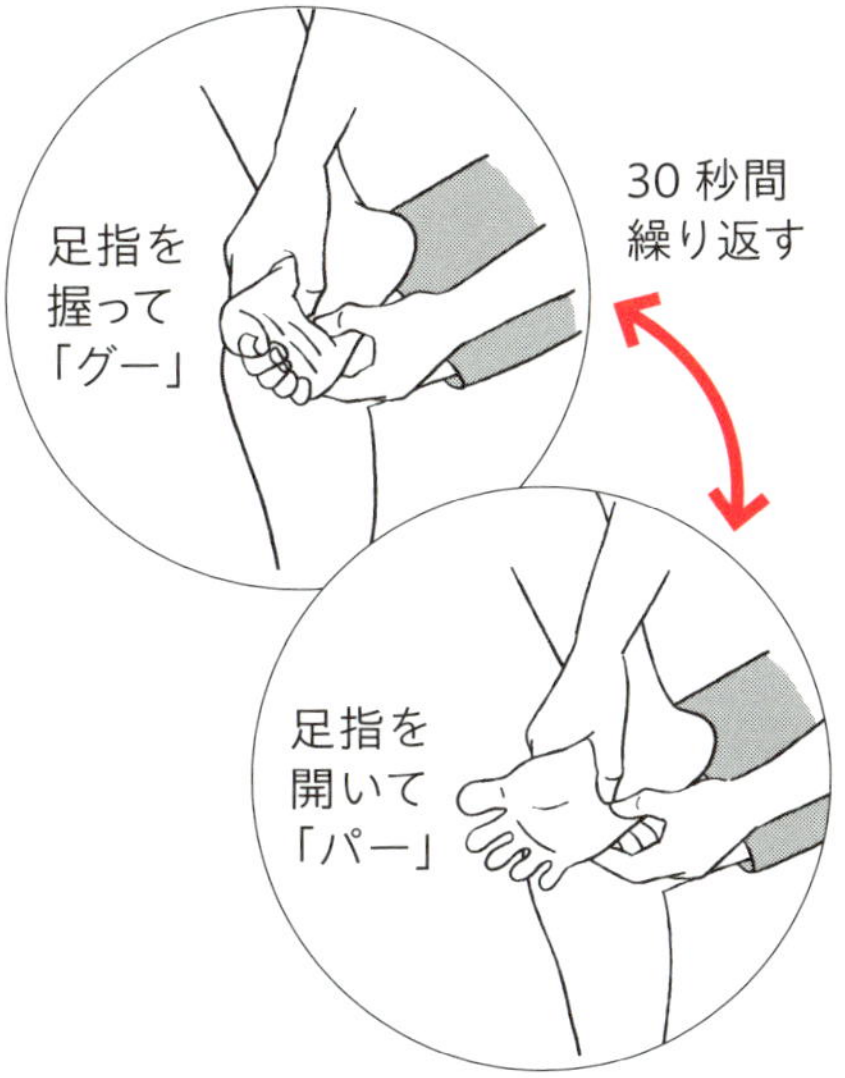
足指を握って「グー」
30秒間繰り返す
足指を開いて「パー」

神経正常化

お尻から下の神経正常化

すべてのタイプ

脚L字ストレッチ

本章ではここまで、下半身でとりわけ問題が起こりやすい神経に対して、非常に有効な作用をピンポイントで送り届けるセルフケア法をご紹介してきました。

最後にご紹介するのは、「ピンポイントでケアする」というよりも、「広い範囲を同時にケアする」という方法です。ピンポイントでケアする場合と比べると少し作用は劣りますが、**お尻から脚にかけての広い範囲の不調が気になるとき**は、この「脚L字ストレッチ」を実践する価値は十二分にあります。

このストレッチを行うと、緊張・硬直しているお尻や太ももの筋肉を効率的にゆるめられ、圧迫・刺激から神経を解放でき、**神経の伝わりを改善させます。**

お尻や太ももの筋肉は、サイズが大きく、体の奥のほうまで重なり合っていて、厚みもあります。そのため、これらの筋肉の緊張・硬直を一度に、しかもセルフケアで取り去るのは容易ではありません。しかし、このストレッチを行えば、**誰でもお尻・太もものさまざまな筋肉を簡単にゆるめられます。**

こうした特徴を踏まえると、就寝直前や起床直後に行う習慣にするといいでしょう。

1 仰向けになり、ひざを外側に90度曲げる

床に仰向けに寝て、しびれや違和感があるほうのひざを外側へ「L字の形」に90度曲げる。

※ひざを90度のL字形にするのが困難なら、曲げられる範囲で行えばOK

2 下半身の力を抜く

お尻から下半身全体の力を抜き、その体勢を1〜3分間キープ。
回数の目安は、1日1〜3回。

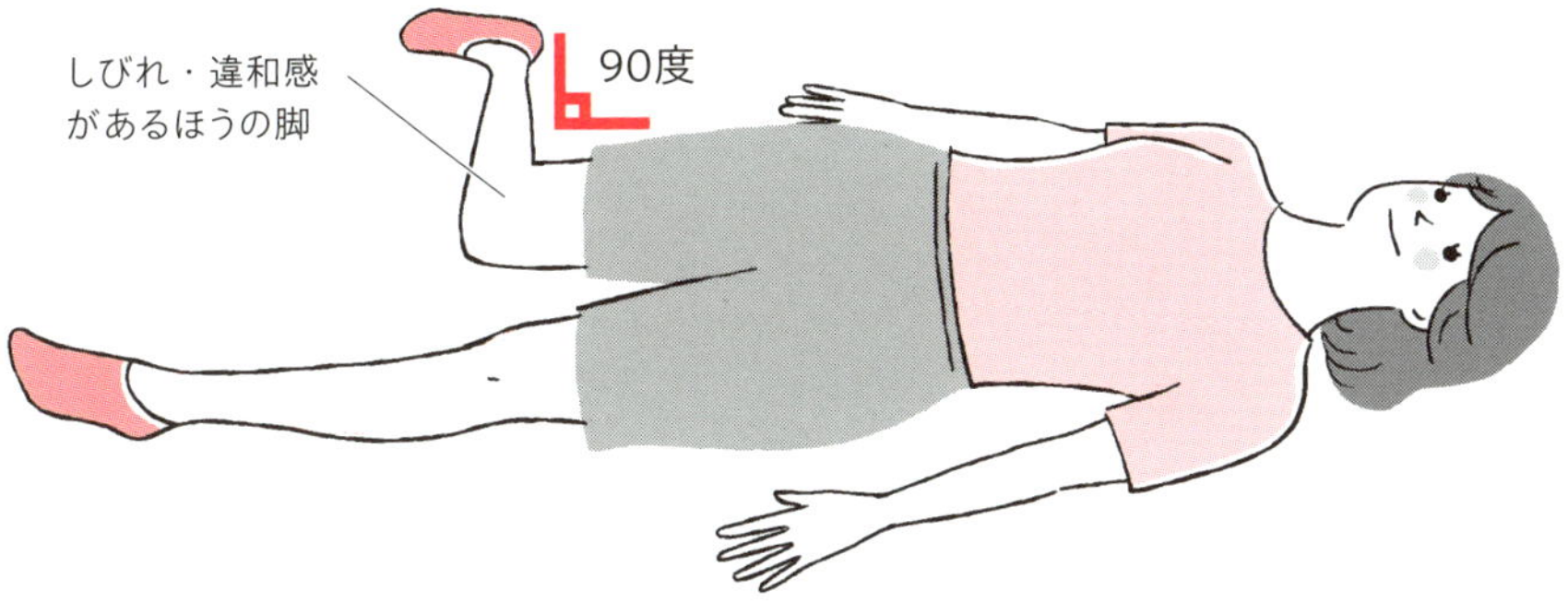

部位正常化

しびれる部位を正常化

すべてのタイプ

皮ふつまみ

「皮ふつまみ」は、しびれや違和感などがあるお尻・脚の部位の皮ふを直接つまんで揺らすことによって、そこで起こっている神経の圧迫・刺激を解消するセルフケア法です。

不調の解消効果が特に発揮されるのは、**体の表層・皮ふにある細かい神経（皮神経）に問題が起こっている場合**です。

下半身には多数の皮神経があり、緊張・硬直した筋肉などによって締め付けられている場合は、「ボールでお尻ストレッチ」（74ページ参照）や「ボールの上座りストレッチ」（78ページ参照）、「お尻揺らしストレッチ」（80ページ参照）でケアできます。

一方、少し違うパターンの問題である、**筋膜（筋肉を包んでいる膜）・筋肉どうしが滑走障害（うまくすべっていない状態／癒着したような状態）になっているとき**も、内部や周辺にある皮神経は締め付けられます。皮ふつまみは、この原因により不調が現れているケースで最大の威力を発揮するのです。

なぜなら、「皮ふをつまむ」「そのまま浮かせて揺らし続ける」というケアは、**筋膜・筋肉の癒着をはがしてすべりをよくする動き**にほかならないからです。

1 皮ふをつまむため、指を「トング」のような形にする

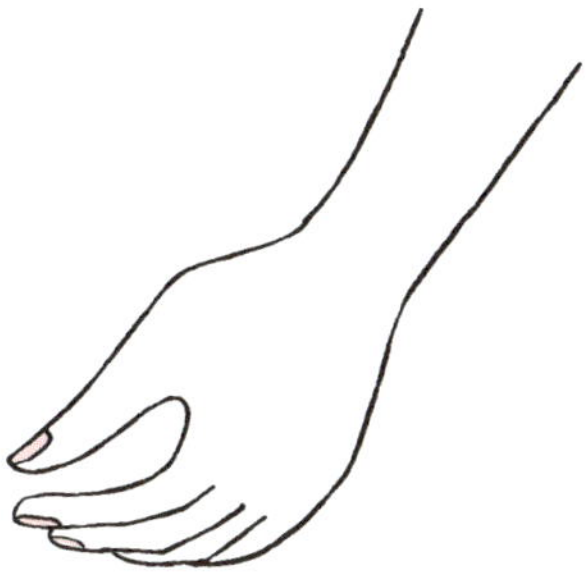

しびれや違和感がある部位の皮ふをつまめるように、手の親指と人差し指で「トング」のような形を作る。

※しびれ・違和感がある部位のつまみやすさに合わせて、左右どちらの手でも、両手でもOK

2 つまんだ皮ふを浮かせ、横に揺らす

1で「トング」のような形にした指の先で、しびれや違和感のある部位の皮ふをつまみ、骨から遠ざけるように浮かす。さらに、脚と垂直の方向（脚に対して横方向）へ揺らす動きを1分間ほど繰り返す。
1日に何回行ってもOK。

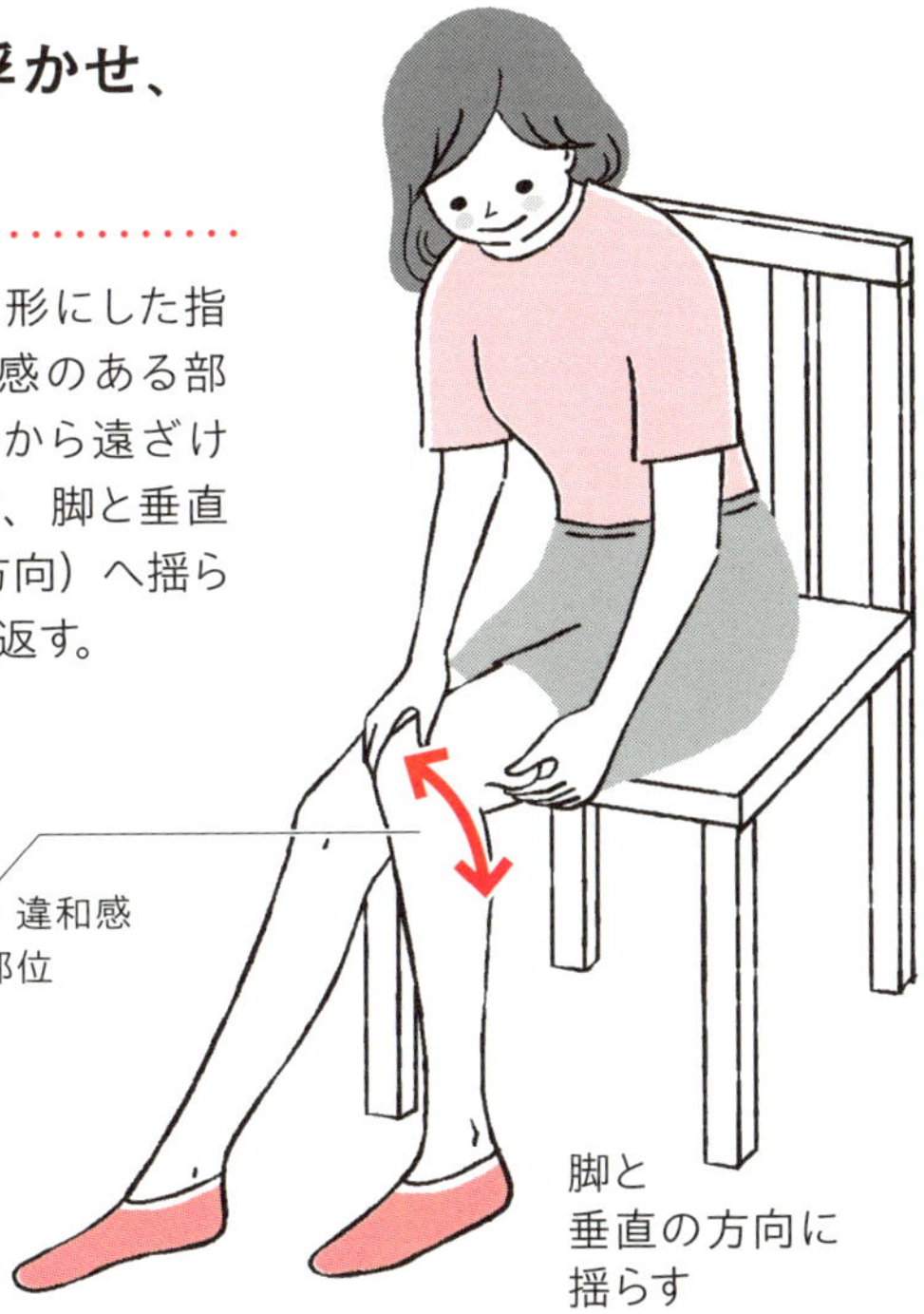

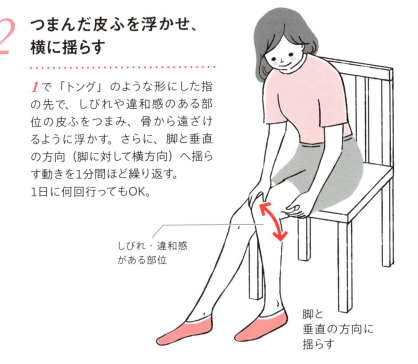

教えて！　酒井先生

COLUMN 3

腰の「圧迫骨折」ってどんな骨折ですか？

腰椎の圧迫骨折は、一般的には腰の上のほう（第１腰椎～第３腰椎と第１腰椎の上に続く第12胸椎《きょうつい》）で起こりやすく、腰椎の前側の構造がつぶれて骨折した状態です。

原因としては骨密度の低下があるとされていて、女性の場合は閉経後、男性の場合は50歳以上と、中高年以上の人に起こりやすいのが特徴です。骨密度が低下していると、転んで大きな衝撃が加わったときだけでなく、「せきやくしゃみをしたとき」「重いものを持ち上げたとき」「バスに乗っていて揺れたとき」など、日常生活のちょっとしたシーンでも骨折が起きてしまうのです。

腰椎が圧迫骨折した状態になると、腰から背中にかけての痛みを感じます。また、骨折による腰椎の骨の変形が、腰椎内部を走る神経を圧迫・刺激するようにもなります。そのため、その神経が伸びているお尻や脚にもしびれ・痛みが現れることがあるのです。

圧迫骨折の状態

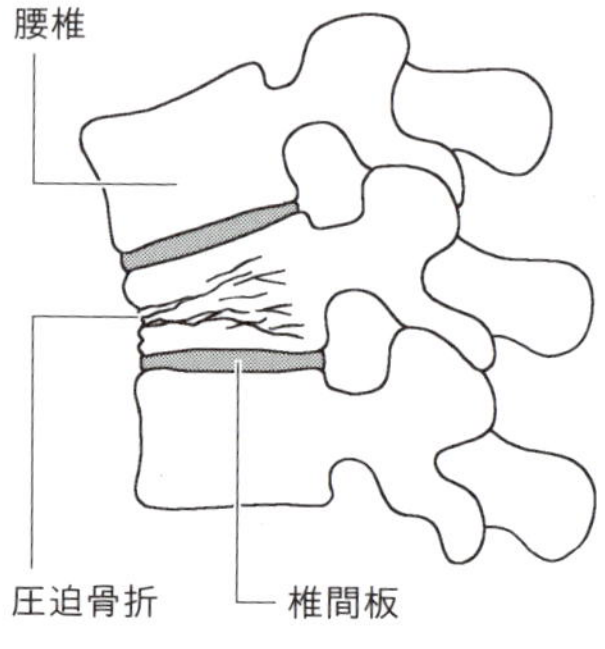

第 4 章

SAKAI'S METHOD

下半身に広がった「しびれ・違和感」を自分で消すための「9つの新生活習慣」

FOR BACK & LEGS PAIN

暮らしの中の少しの工夫が、症状改善効果を後押しする

大多数の坐骨神経痛《ざこつしんけいつう》を招く原因は、日常生活の中でのよくない姿勢・動作などの積み重ねです。そうした「悪い日常生活習慣」が、**腰周りの関節・骨・筋肉の問題**を招き、**神経の問題**も促してしまい、結果的に**しびれや痛みを生み出しています。**

悪い日常生活習慣に気づかず、無意識のうちに続けていると、不調は悪化するばかりです。第2章・第3章でご紹介したセルフケア法がいくら優れていても、**せっかくの作用がフルに発揮されなくなり、不調の改善・解消のスピードが遅くなってしまう**可能性も否定できません。

つまり、下半身に広がったしびれ・重だるさ・違和感・痛みを「根本から治す」「早く治す」ためには、セルフケアに励むだけでなく、「悪い日常生活習慣」を見直す必要があるということです。

そして同時に、「いい日常生活習慣」を、日々の暮らしにできるだけ取り入れてい

ただきたいと思います。

そうすれば、関節・骨・筋肉・神経に起こっている問題の進行を食い止められ、第2章・第3章にあるセルフケアの作用もねらいどおりに発揮されます。

そして、**あなた自身のセルフケアによって、とてもスムーズにしびれや痛みを改善・解消できるのです。**

また、「悪い日常生活習慣」を改め、「いい日常生活習慣」を取り入れることは、**不調の再発予防にも直結しています。** 同じような症状に何度も苦しまないためには、やはり日常生活習慣は軽視できません。

それでは次のページから、具体的な内容をお話ししていきましょう。

読んだだけでは少し面倒に感じられるかもしれませんが、いざ取り組んでみると簡単なことばかりです。しかも、実践してみると **「日常生活の工夫をするだけで、こんなに違うのか！」** と驚くほどの効果を実感できるはずです。

すべてを行わなければならないわけではありません。「まずはできることから」でかまわないので、今日からさっそく試してみてください。

不調解消

新生活習慣

1

「立つとき」のベストな姿勢

日常生活の中で、特にたいせつなのは「立つときの姿勢」です。左ページにまとめた、坐骨神経痛の人が意識すべき立ちかたの4つのポイントに気をつけて、毎日の生活の中でなるべく実践するようにしてください。

ポイント❶については、32～35ページのセルフチェックテストの結果によって、「体の重心のかけかた」に少し違いがあります。

A・A'タイプの人では、腰を少し反らせせつつ背筋を伸ばし、**体重の約7割を後ろにかける**ように意識しましょう。こうすれば、体のいちばん後ろ側にある背骨にバランスよく体重を乗せられるうえ、いつのまにか前かがみや、前傾姿勢になることをかなり防げます。

一方、セルフチェックテストの結果が**Bタイプ**の人では、そのときどきの症状に応じて、立ちかたに工夫をこらすことをおすすめします。

症状が強いときには、前後の重心バランスをおおよそ5対5に、それほど症状が出ていないときには体重の6～7割を後ろにかけるように意識しましょう。最初は違和感があるかもしれませんが、Bタイプの腰周りに起こっている関節・骨・筋肉などの問題を考慮すると、これらがベストな立ち姿勢になります。

＼ 坐骨神経痛の人が意識すべき ／

立ちかた

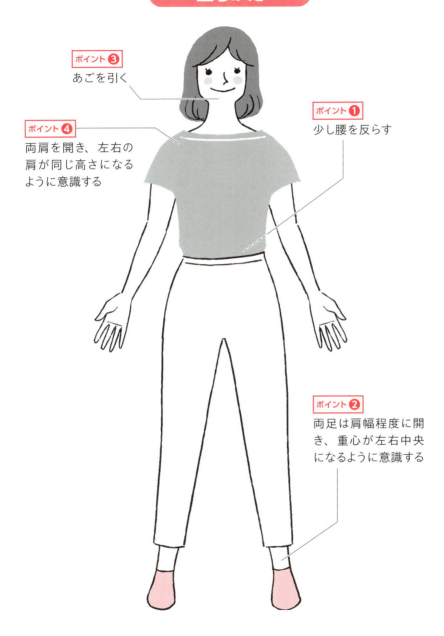

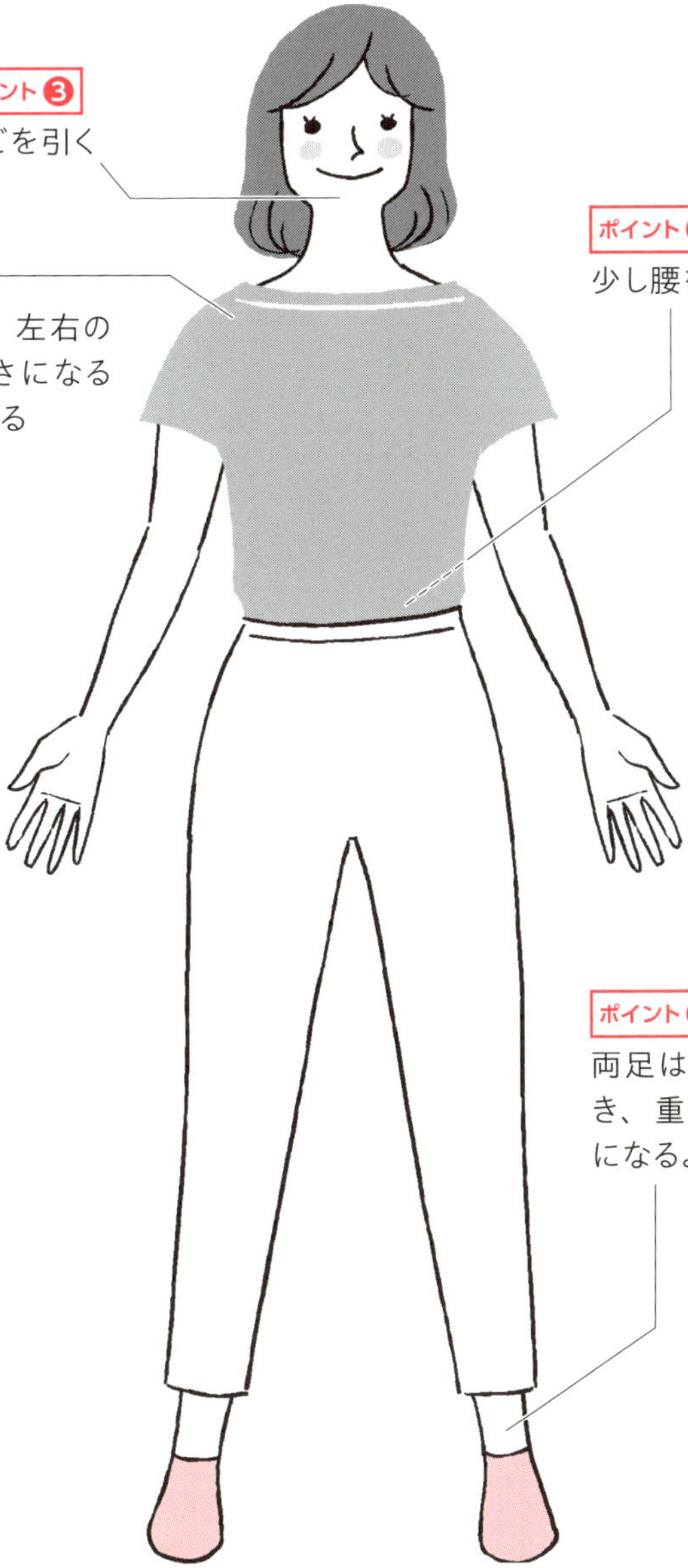

不調解消
新生活習慣
2

脊柱管狭窄症からくるしびれには「腕組み」が効く

32～35ページのセルフチェックテストの結果が「Bタイプ」の人（腰椎《ようつい》の分離症や、すべり症、脊柱管狭窄症《せきちゅうかんきょうさくしょう》の人）では、**坐骨神経痛の症状が強いときや、しびれや痛みで長く歩けない間欠性《かんけつせい》跛《は》行《こう》のときに**一瞬で行えて、**症状をかなり抑えられる**のが「腕組み」です。

特に難しいことを考えず、立った体勢で腕組みをすると、私たちの体にはおおよそ肩甲骨《けんこうこつ》の高さで水平軸ができ上がります。

そして、よけいな力が入っていないことで、**腕の重みに重力が加わり、その水平軸を頂点として背中側にゆるやかな丸みが形成されます。**

すると、腰椎の後ろ側で狭まっていたスペースが広がり、神経を圧迫・刺激する度合いが少なくなり、坐骨神経痛の症状が緩和されていきます。

これと同じようなメカニズムは「怒りネコストレッチ」（46ページ参照）や「テーブルで腰丸め」（51ページ参照）などでも働きますが、**いつでも・どこでも・なにも道具がなくても簡単にでき、しかも人目を気にせず行える**という点では、腕組みに勝るものはないでしょう。

Bタイプの人にとっては、覚えておいて損のないセルフケア法だと思います。

＼ Bタイプの症状が強いとき・間欠性跛行のときの ／

つらさ緩和ポーズ

「腕組み」をするだけの簡単なポーズですが、神経への圧迫・刺激を緩和して、つらい症状がかなり抑えられます。しびれや痛みがひどいときに一瞬で行える、セルフケア法です。

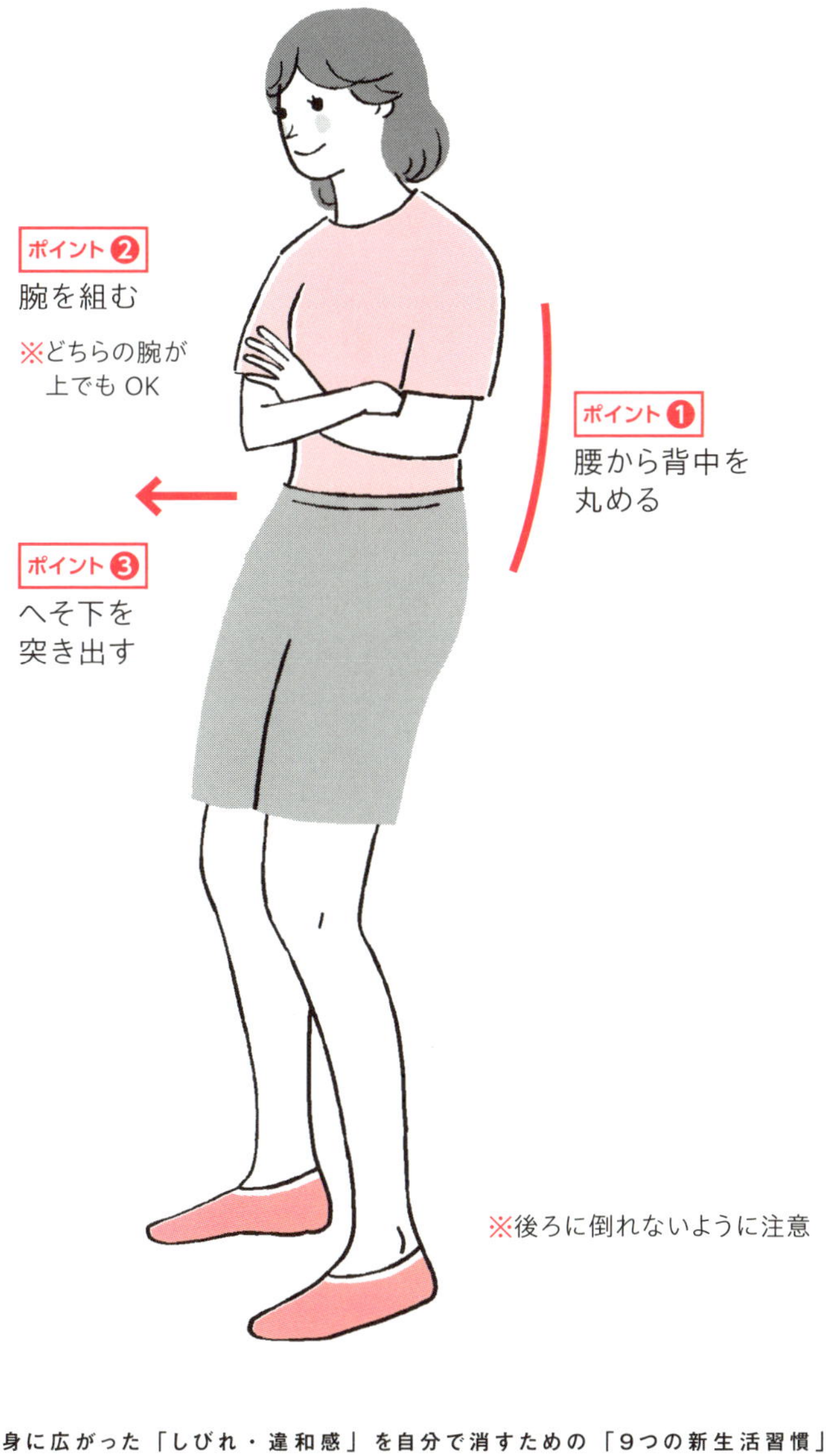

ポイント❷
腕を組む
※どちらの腕が上でもOK
ポイント❶
腰から背中を丸める
ポイント❸
へそ下を突き出す
※後ろに倒れないように注意

不調解消 新生活習慣 3

「イスに潜む危険」に要注意

「イスに座るとき」のたいせつなポイントは、左ページにある4つです。その姿勢で、ひじ掛けや背もたれにはなるべく寄りかからず、自力で上半身を支えるように意識しましょう。

ひじ掛けに寄りかかると、**左右アンバランスにねじる力が腰椎に加わってしまいます。**さらに、背もたれを使うと、いつの間にか浅く座った状態になり、**「骨盤が傾く→腰から背中が丸まる」という悪い姿勢になりがちです。**

また、坐骨神経痛のある人は、座面の「高さ」と「硬さ」に注意するといいでしょう。

イスの座面が低すぎると、どうしても前かがみの姿勢になりがちで、**腰周りに負荷がかかりやすいうえ、両脚を屈曲させる角度がきつくなるので、坐骨神経痛が強まりやすいです。**ですから、座面が低い場合には、座布団などをお尻の下に敷きましょう。

さらに、座面が硬い材質だと、お尻や太ももの裏などの「接触する部位」が刺激されてしまい、しびれや痛みを強めてしまうことがあります。座ったときに冷たく感じられる材質の座面でも、同じことが言えます。そのため、**座面がやわらかめの材質・冷たく感じない材質で作られているイスを選ぶのがおすすめです。**

坐骨神経痛の人が意識すべき

イスの座りかた

イスに座るときは、下記の4つのポイントを意識した姿勢で、ひじ掛けや背もたれに寄りかからないようにしましょう。ただし、座りっぱなしは腰などの関節にとっては負担となるので、30分～1時間おきに、一度は立ち上がるようにしてください。

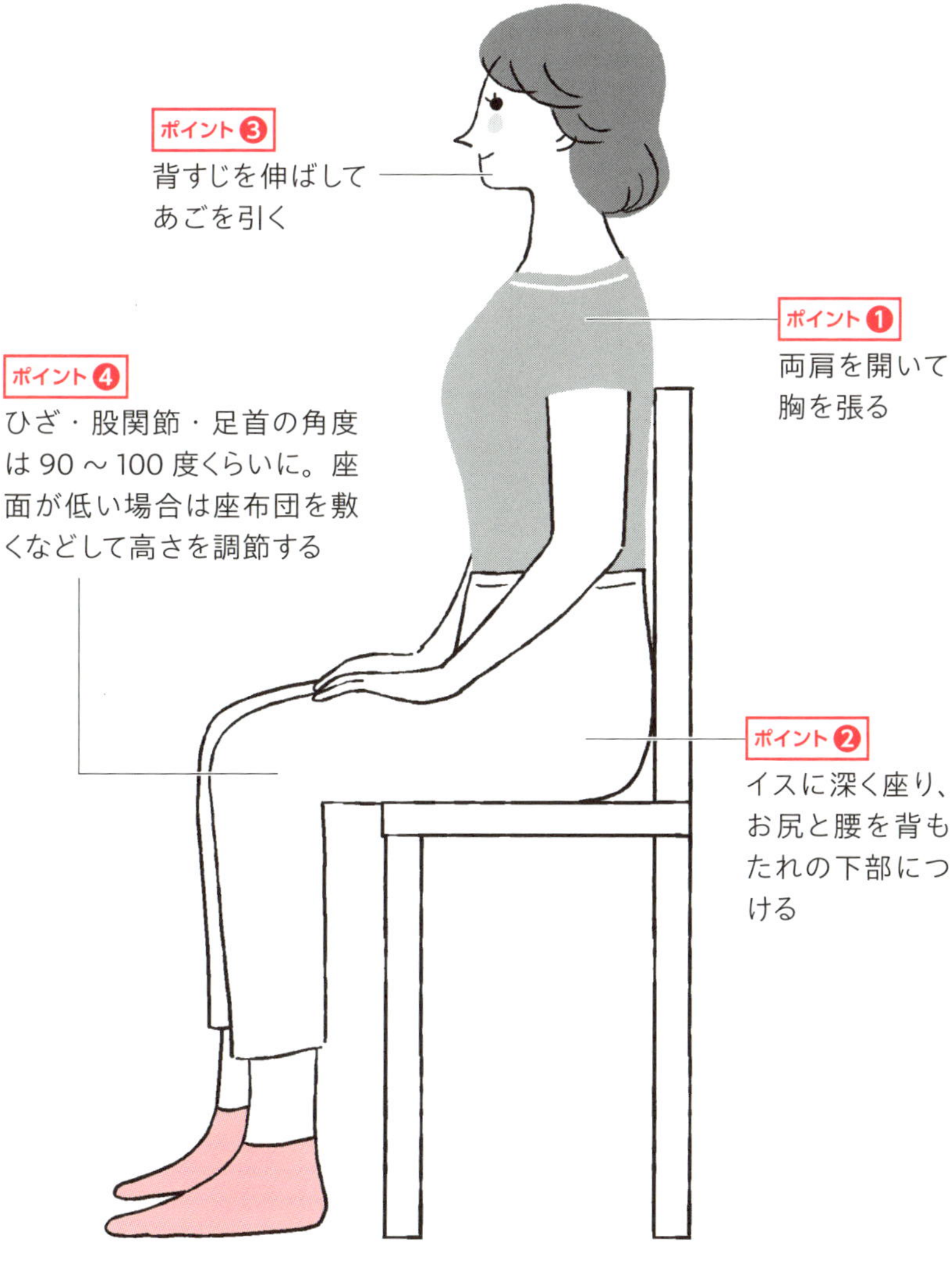
ポイント❸
背すじを伸ばして
あごを引く
ポイント❶
両肩を開いて
胸を張る
ポイント❹
ひざ・股関節・足首の角度は90～100度くらいに。座面が低い場合は座布団を敷くなどして高さを調節する
ポイント❷
イスに深く座り、お尻と腰を背もたれの下部につける

不調解消

新生活習慣

4

「床に座るとき」のベストな姿勢

下半身のしびれ・違和感・痛みを抱えている人なら、床に直接座るのはなるべく避けるのが無難です。

どうしても座らざるをえないときは、**正座をして、上半身を「『立つとき』のベストな姿勢」のときと同じ体勢**（94ページ参照）**でキープ**するようにします。

とはいえ、しびれや痛みがもともとある人にとって、無理は禁物です。TPOにもよりますが、不調がひどくなる前に脚を崩しましょう。

脚を崩す場合は、**「痛む側とは反対方向に脚を流す（崩す）座りかた」**がおすすめです。

こうすると、ひざ下にかかる荷重（体重）が軽減され、神経や血管を圧迫・刺激する度合いが緩和します。さらに、痛みが普段現れるほうの腰には、**椎間孔《ついかんこう》**（腰椎の後ろ側で神経が出ている穴のようなスペース）**や椎間関節**（隣接する腰椎の後方にある突起どうしが接続している関節）**を広げる力が加わります。**

そのため、しびれや痛みをダブルの効果で防ぐことになるわけです。

とりわけ、**Aタイプの傾向が強い人では、この座りかたを日課にしてもOKです。**その際は、20〜30分程度が実践時間の目安です。

＼坐骨神経痛の人が意識すべき／

床での座りかた

ポイント❸
あごを引く
ポイント❶
両肩を開いて
胸を張る
ポイント❷
痛みが出る寸前の
角度まで腰を
伸ばす（反らす）

脚を崩すときの座りかた

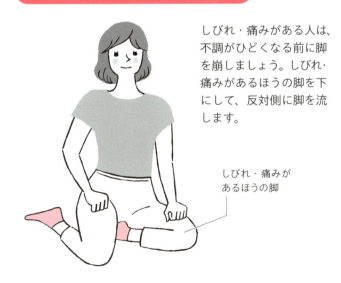

しびれ・痛みがある人は、不調がひどくなる前に脚を崩しましょう。しびれ・痛みがあるほうの脚を下にして、反対側に脚を流します。

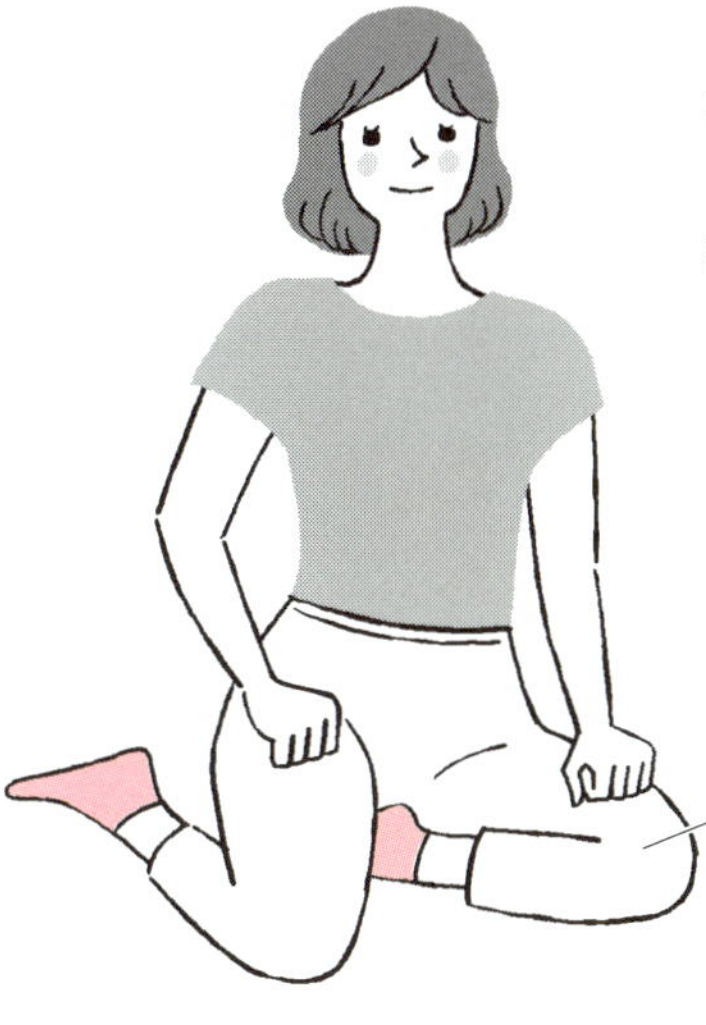

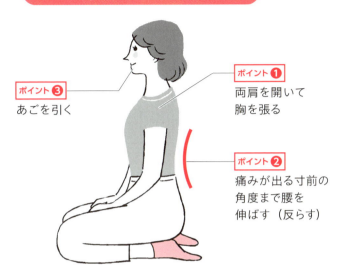

しびれ・痛みが
あるほうの脚

不調解消

新生活習慣 5

歩行中にできる坐骨神経痛対策

32〜35ページのセルフチェックテストの結果が**A・A'タイプ**の人は、腰を少し反らし、体重の約7割を後方にかけるように意識しながら歩くようにしましょう。

一方、**Bタイプ**の人は、「しびれや痛みが出る寸前の角度に腰を伸ばした姿勢」で歩くようにしてください。しびれや痛みで長く歩けない**間欠性跛行の症状がある人**も、この姿勢をできるだけキープしながら、休み休みでかまわないので1日に合計10分間くらいは歩くように心がけましょう。

そのほかの歩きかたに関する5つのポイントについては、左ページにまとめてあります。

ポイント❶と❷のように、いい姿勢で、しびれや痛みがある側の腕を後方へよく振ることを意識的に行うと、「イスで腰ひねり」（54ページ参照）と同様、**しびれ・違和感・痛みの元になるヘルニア部分を引っ込ませる作用**を、腰椎・背骨全体に与えることができます。

また、ポイント❸のように、ひざをよく伸ばすようにすると、「第二の心臓」とも呼ばれる**ふくらはぎのポンプ作用がよく働き、**坐骨神経痛にかかわる下半身全体だけでなく、**全身の血流までよくなります。**

＼坐骨神経痛の人が意識すべき／

歩きかた

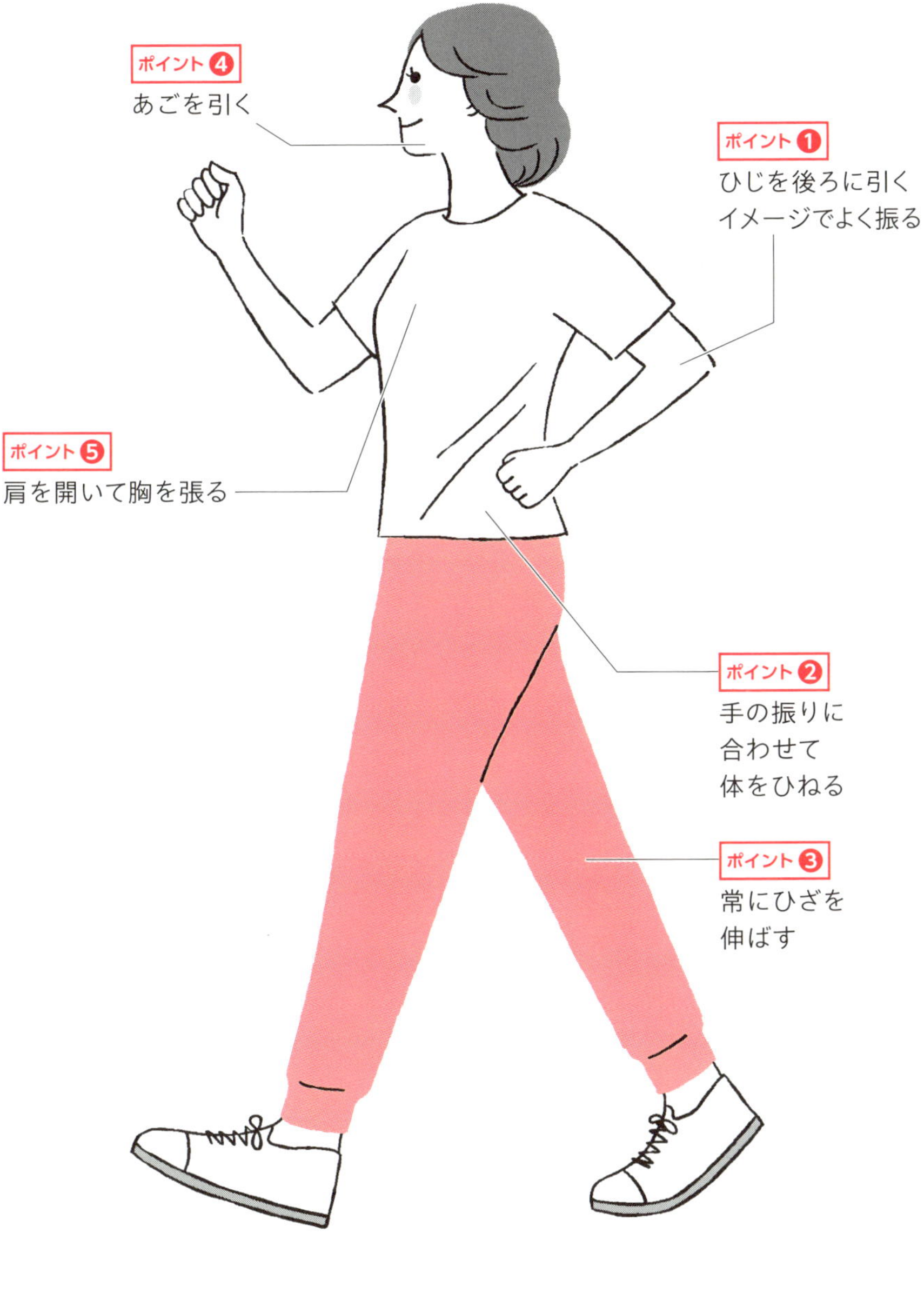

ポイント❹
あごを引く
ポイント❶
ひじを後ろに引く
イメージでよく振る
ポイント❺
肩を開いて胸を張る
ポイント❷
手の振りに
合わせて
体をひねる
ポイント❸
常にひざを
伸ばす

不調解消
新生活習慣
6

「寝るとき」のベストな姿勢

「寝るとき」のベストな姿勢は、32～35ページのセルフチェックテストの結果にかかわらず、**「背すじとひざを伸ばした仰向け」**です。

ひと昔前までは、Bタイプ＝脊柱管狭窄症の人が寝るときは、**やわらかめの布団を使い、横向きか、膝を立てた仰向けの姿勢をとるのがいい**とされてきました。これは、体を少し丸めるようにすることで、しびれや痛みが楽になることを重視していたためです。

しかし、**7～8年ほど前からは、基本的には仰向けが推奨されるようになってきました。**

寝るときの姿勢に影響する寝具については、**少し硬めの敷き布団を使い、枕は外すか、ひと工夫して使う**ようにします（左ページの上の図参照）。

ただし、しびれや痛みがひどく、どうしても布団に入ってすぐには仰向けになれない日もあるかもしれません。そんなときのために、少し工夫をこらした横向き寝もご紹介します（左ページの下の図参照）。

この姿勢で横になると、椎間孔（腰椎の後ろ側で神経が出ている穴のようなスペース）が広がり、しびれ・痛みの元になっている神経の圧迫・刺激が軽減されます。

＼ 坐骨神経痛の人が意識すべき ／

寝る姿勢

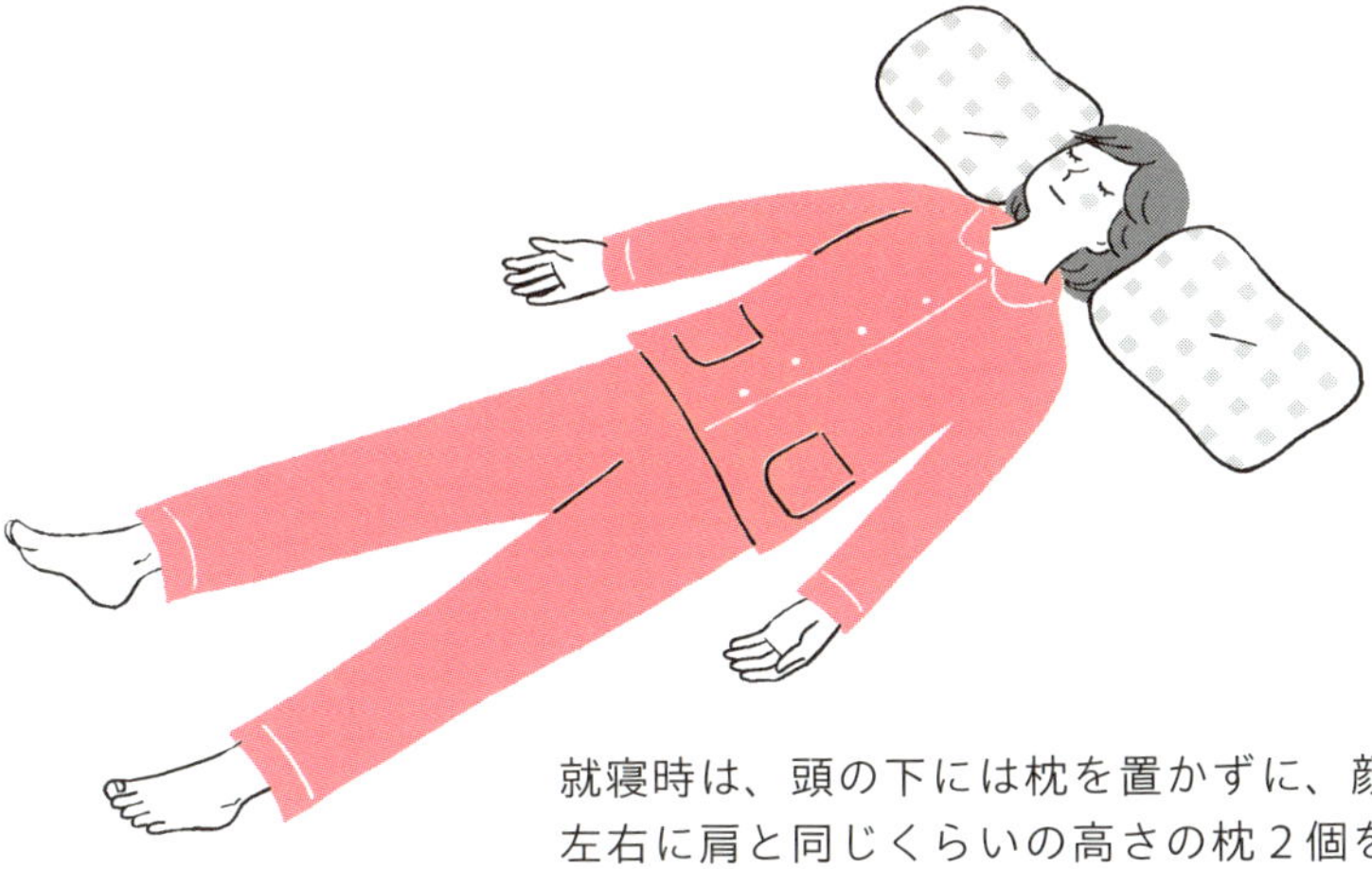

就寝時は、頭の下には枕を置かずに、顔の左右に肩と同じくらいの高さの枕２個を置くこと。そして、少し硬めの敷き布団の上で、仰向けの“大の字”で寝ると、それだけで背骨本来のＳ字状カーブを取り戻す効果があります。

症状が強いときは「横向き寝」

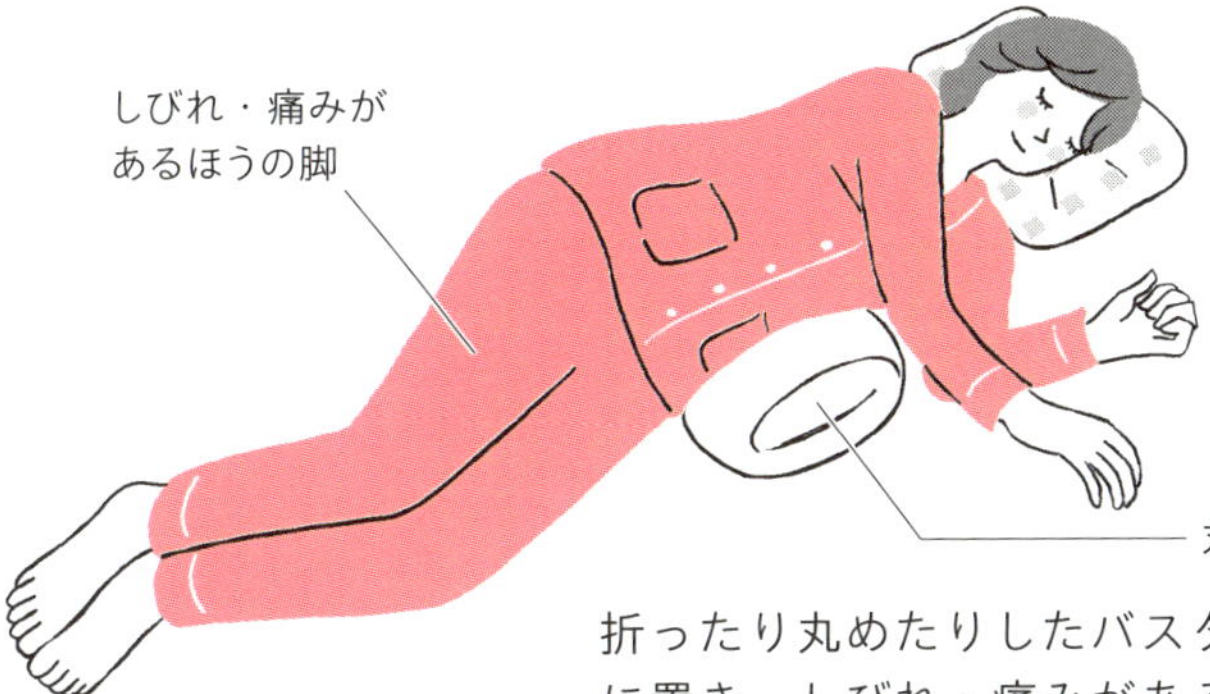

折ったり丸めたりしたバスタオルを敷き布団の上に置き、しびれ・痛みがあるほうの脚が上になるように、横向きの姿勢で寝る。実践する時間の目安は、10 ～ 20 分間。実践中に眠っても、寝返りで姿勢が変わるので気にしなくて OK。

不調解消
新生活習慣
7

「お風呂とカイロ」でしびれ・痛みを抑制

坐骨神経痛の症状がある人にとって、冷えは厳禁です。体が冷えれば冷えるほど、**腰周りの関節や筋肉などの組織が固く**なり、**血液の流れや神経の伝わりも悪化**して、しびれや痛みの悪化を招いてしまうからです。

ですから、冬場の寒さはもちろんのこと、そのほかの季節でもエアコンや空調機からの冷風に注意しましょう。

冷えを防ぎ、体を温めるため、存分に利用したいのが「お風呂」と「使い捨てカイロ」です。

お風呂に入るときは、**39度くらいの少しぬるめのお湯に首まで浸かって、全身を芯から温めてください。**ただ、全身浴はのぼせやすいので、浴槽のお湯に浸かっている時間は10分程度にするといいでしょう。

しびれや痛みがひどいときは、1日に2～3回入浴してもOK。こうして全身を温めると、かなり楽に感じるはずです。

カイロを使うときのポイントは、ずばり**「温める位置」**です（左ページの図参照）。**優先的に貼っていただきたいのは、❶❷❸の3カ所です。**もし、この3カ所以上に貼ることができるなら、❹❺の位置にも追加するといいでしょう。

＼しびれ・痛みを緩和する／

温める位置

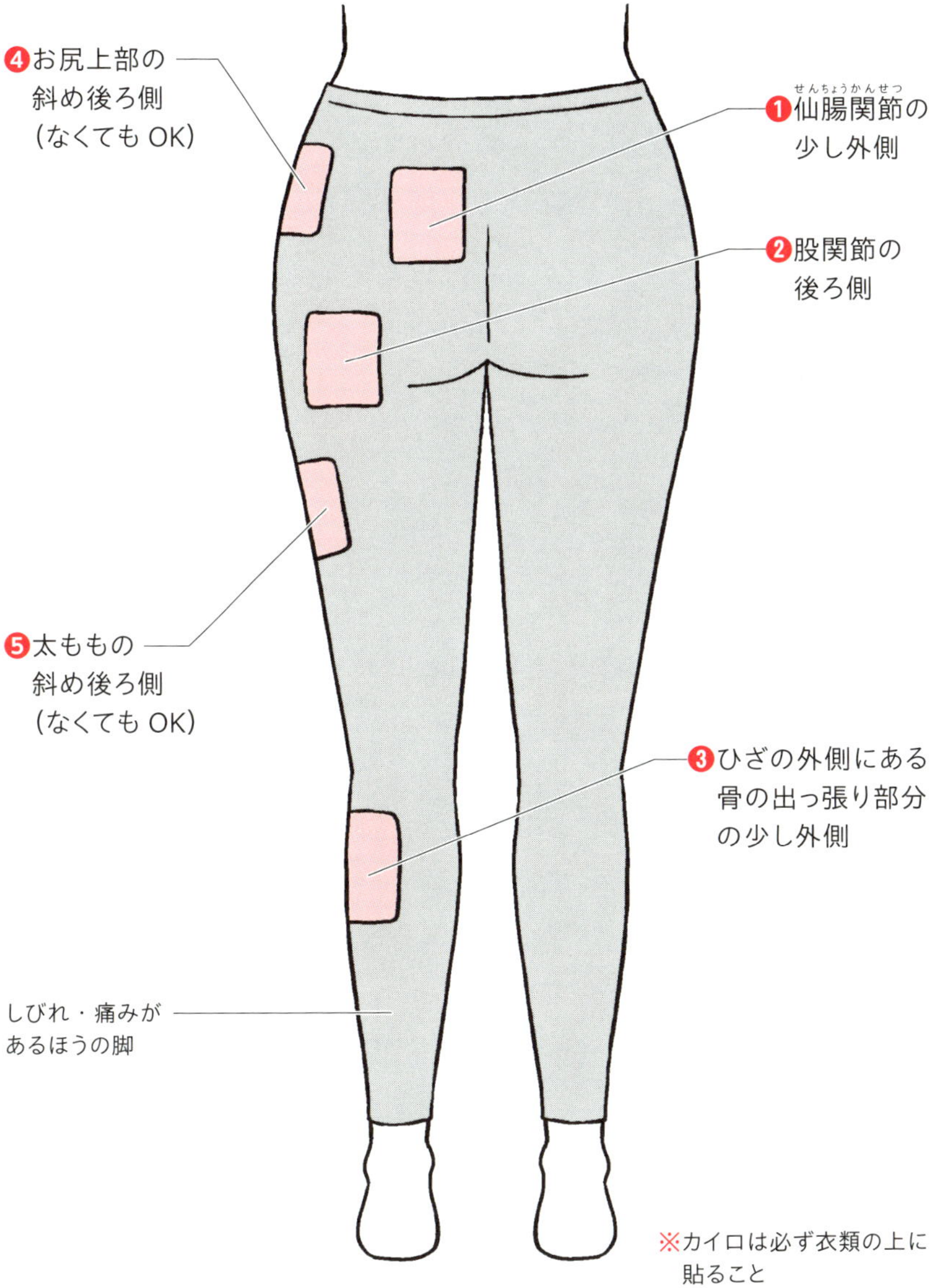

❹お尻上部の
斜め後ろ側
（なくても OK）
❶仙腸関節《せんちょうかんせつ》の
少し外側
❷股関節の
後ろ側
❺太ももの
斜め後ろ側
（なくても OK）
❸ひざの外側にある
骨の出っ張り部分
の少し外側
しびれ・痛みが
あるほうの脚

※カイロは必ず衣類の上に
貼ること

不調解消 新生活習慣 8

知っておくべき坐骨神経痛持ちに不向きな運動

坐骨神経痛対策として、新たになにかの運動やスポーツを無理に始める必要はありません。これまでに運動やスポーツの習慣がない人なら、103ページで紹介した「歩きかた」を実践して歩くだけでもじゅうぶんです。

一般的に「健康にいいイメージ」がある**水中ウォーキング**や**水泳**は、少し注意が必要です。いずれも関節への負荷が少なく、筋力を効率的につけられますが、**坐骨神経痛の最大の敵である「冷え」**に襲われてしまうのが問題です。そのため、基本的には控えておくのが賢明で、どうしても行いたい人は症状がまったくない日に限るといいでしょう。

ゴルフなど、「体の片側だけを同じ方向に何度もねじる運動」も基本的にはＮＧです。あまりに偏った動きを繰り返しているうちに、腰椎と骨盤にねじれ関係が生じやすく、**腰椎の周囲で神経の通っているスペースが狭まっていく**からです。

仕事や人間関係などの事情からゴルフを「やらざるをえない」という場合には、**プレー前後に入浴して腰・両脚を温めたり、プレーの合間に姿勢を正したり**して、できる限りのフォローをするようにしてください。

＼ 坐骨神経痛の人が意識すべき ／

運動・スポーツ

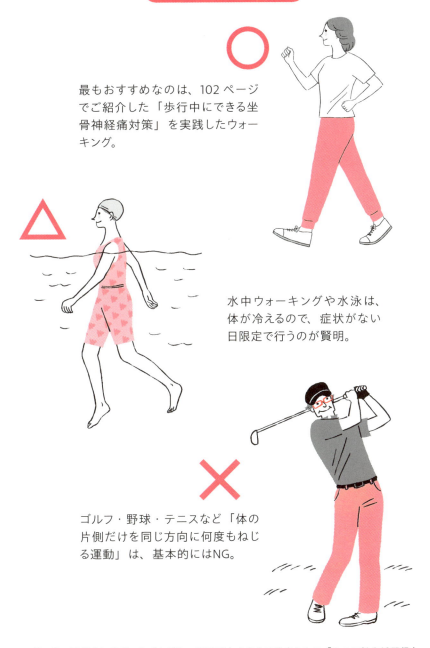

○

最もおすすめなのは、102ページでご紹介した「歩行中にできる坐骨神経痛対策」を実践したウォーキング。

△

水中ウォーキングや水泳は、体が冷えるので、症状がない日限定で行うのが賢明。

×

ゴルフ・野球・テニスなど「体の片側だけを同じ方向に何度もねじる運動」は、基本的にはNG。

不調解消

新生活習慣 9

自転車によく乗る人は「サドル」に気を配る

坐骨神経痛で困っている人の中には、移動手段や運動に自転車をよく使っている人もいるようです。

坐骨神経痛持ちの人が自転車を利用することの主なメリットは、主に2つあります。

①腰を少し丸める姿勢になることで、**Bタイプ**（32～35ページのセルフチェックテストの結果を参照）**の人は症状が楽になる。**

②ペダルを漕ぐことで**脚の筋肉のポンプ作用が働き、血流改善が期待できる。**

しかし一方で、注意すべきことも以下のように3つあります。

❶サドルは「面積が小さい」「材質が硬い」ものではなく、**「面積が大きめ」**で**「材質はやわらかめ」**、かつ**「座ったときに冷たく感じない素材」**のものを使う。

❷上半身はなるべく起こして、**常に前傾姿勢にならないようにする。**

❸移動のときに自転車ばかり使わず、**なるべく歩く**ようにする。

自転車に乗るよりも、歩くほうが坐骨神経痛の解消に効果があります。でも、「歩くのがつらいから」と家に閉じこもるよりは、自転車で動くほうがいいので、上手に活用してください。

＼ 坐骨神経痛の人が意識すべき ／

自転車の乗りかた

サドルの面積が小さかったり硬かったりすると、「上半身の体重が仙骨《せんこつ》に集中的にかかる→仙腸関節が固まる→坐骨神経痛が悪化する」ことになりかねません。

前傾姿勢の継続も、腰周りの「関節・骨」に問題があるAタイプの問題を悪化させかねないので、要注意です。

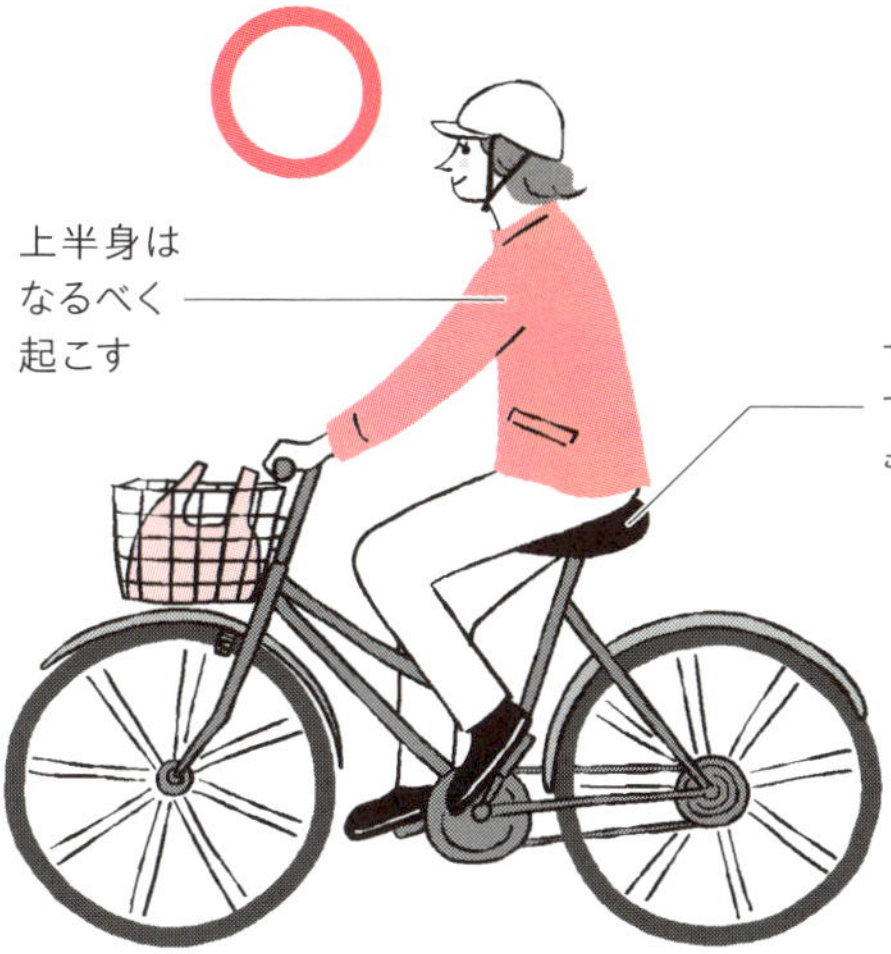

上半身は
なるべく
起こす
サドルは面積が大きめで、やわらかい材質のものがベター

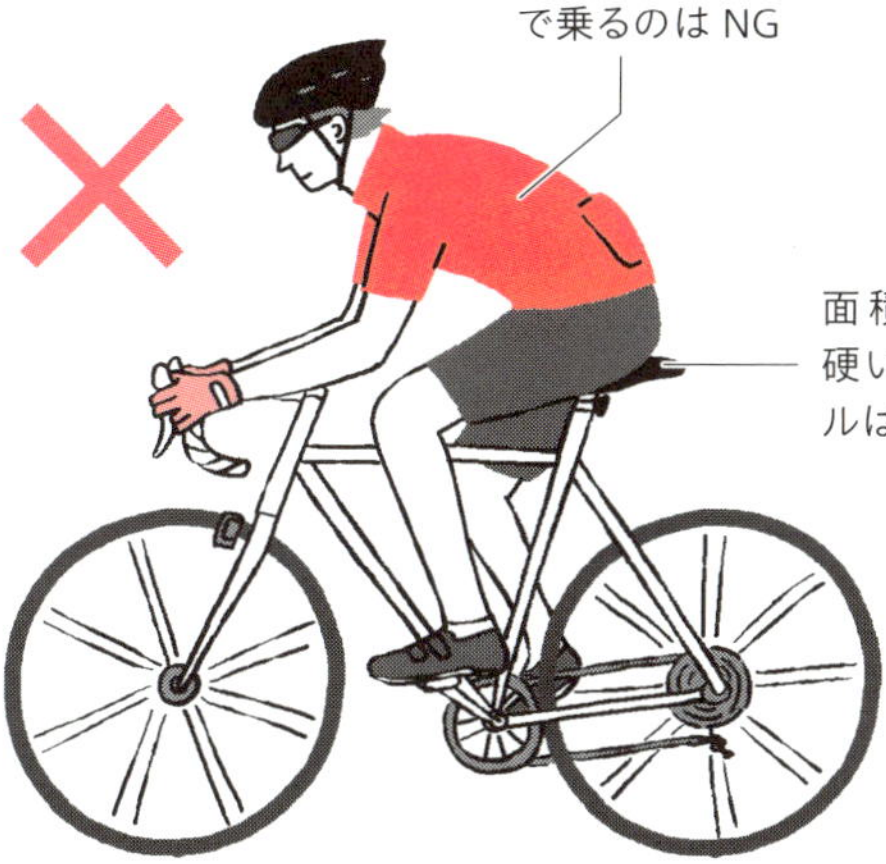

スポーツタイプの自転車のように、常に前傾姿勢で乗るのはNG
面積が小さく、硬い材質のサドルはNG

教えて！　酒井先生

最近話題の「スウェイバック」も坐骨神経痛に影響するってほんとう？

背骨の中で腰の部分を構成しているのは、５つの腰椎です。その上には、胸の部分を構成する12個の胸椎《きょうつい》、首の部分を構成する７個の頸椎《けいつい》という骨が積み重なっています。そして全体的に、本来はゆるやかなＳ字状カーブを描いています。

ところが近年では、スマートフォンの使用などで「スウェイバック」という問題のある状態になった人が急増しています。スウェイバックとは、「背中が下半身よりも後ろになった姿勢の状態」です。

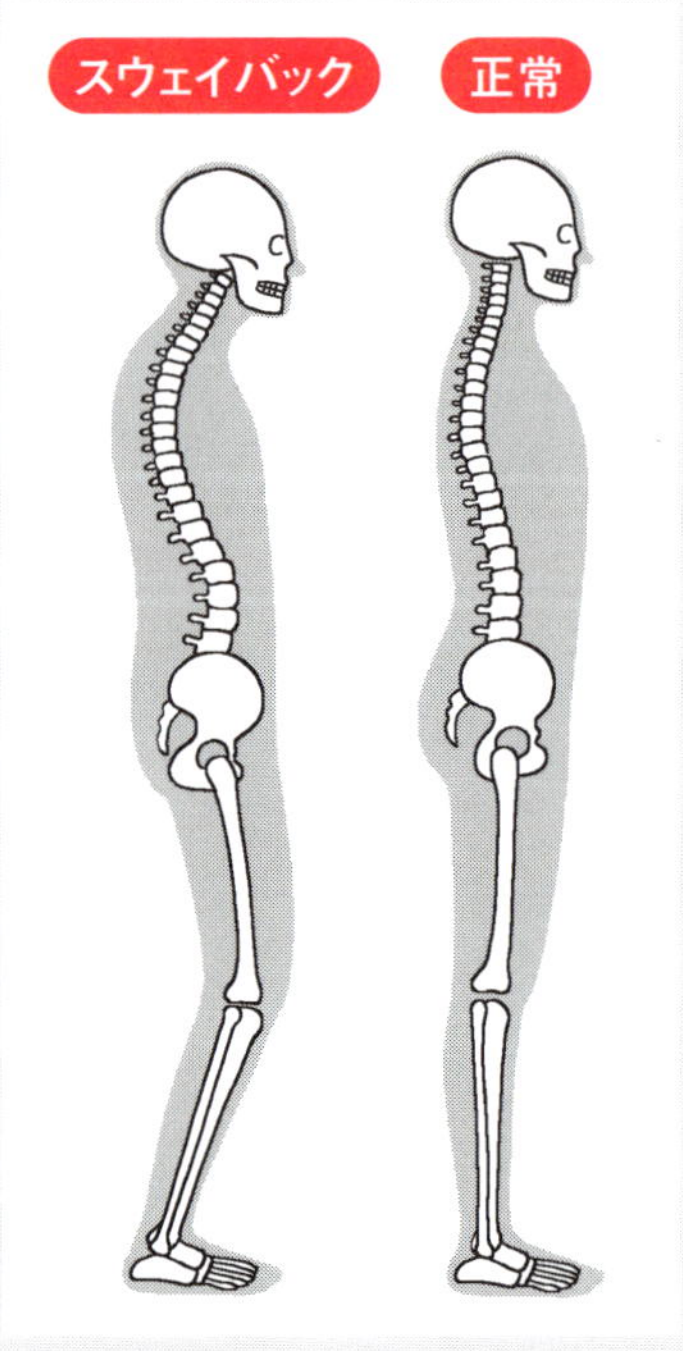

これを、前述した背骨に当てはめて考えると、①腰は、腰椎の下のほう（第４腰椎・第５腰椎）が後方へ反りすぎている」。②胸の胸椎は、前方へ大きく曲がりすぎている。③首の頸椎は、前方へほぼ真っすぐ突き出している状態です。

本書にある「腰周りの問題タイプ」では、A'タイプ・Bタイプの坐骨神経痛にスウェイバックの問題も含まれます。タイプ別ストレッチは、こうした問題も解決できるエクササイズです。

第 5 章

SAKAI'S METHOD

よくある疑問を
スッキリ解消!
「しびれ・違和感」対策
Q&A

FOR BACK & LEGS PAIN

Q
QUESTION

ストレッチの種類が、私には多いです。すべてを実践しないといけませんか？

A
ANSWER

最初は1～2種類からでもOKです。なにもしないよりは、とにかく始めることがたいせつです

本書をここまで読んでいただいた皆さんなら、すべてのストレッチとセルフケアに「効果が出る理由」があることはご理解いただけたと思います。

それぞれの手法は、**より多くの人のしびれや違和感、痛みをできるだけ効率的に解消できるよう、その原因にさまざまな角度からアプローチしています。**ですから、本来はすべてのストレッチとセルフケアをひととおり実践していただきたいところです。

しかし、「忙しくてそんなに時間がない」「すべてを一度に実践するのは難しい」という場合は、**まず1～2種類を行うだけでもOKです。**

各種ストレッチとセルフケアは、「さぁ、やるぞ」などと気合いを入れなくてもで

きるものが大半です。下半身のしびれ・違和感・痛みなどを根本から改善・解消するメカニズムを持たせつつ、**テレビを観ながらでも、仕事や家事の合間でも、すぐにできるように考案したものばかりです。**

ですから、皆さんはあまり堅苦しく考えることなく、不快な症状に適切に対処する第一歩を踏み出しましょう。

なにもしないよりは、とにかく始めることがたいせつです。

なお、「まず始める」1～2種類を選ぶ目安には、次のようなものがあります。

● **「これを行ったら、以前からの不調が楽になった」と感じられるものを選ぶ**

● **楽になった感覚を得られるものがなければ、逆に「これはやりづらい」と感じるものを選ぶ**

後者については不思議に思われるかもしれませんが、きちんとした理由があります。やりづらいと感じるのは、体にとって「得意ではない動き」をしようとしているからです。やりづらい動きにかかわる関節や筋肉などの組織が固まっている可能性が高いので、そこをターゲットにしたストレッチを行ってやわらかくするといいでしょう。

Q
QUESTION

A・Bのタイプ別ストレッチは、両方実践しないといけませんか？

A
ANSWER

関節・骨に起こっている問題の状態に合わせて両タイプを実践することをおすすめします

40ページでお伝えしたとおり、たいていの人は、33ページのセルフチェックテストのA・B両方に当てはまる項目があったはずです。ですから、原因タイプ別のストレッチは「腰周りの『関節・骨』の問題：チェック／その❶」をしてわかった「A・Bタイプそれぞれに当てはまった個数の比率」を、実践する割合にして、両タイプのストレッチを実践していただきたいと思います。

「私はAタイプの数が多いから、Aタイプのストレッチだけを行えばいい」では、不調がよくなったように感じても、完全には断ち切れていない可能性が高いのです。

これには、理由があります。A・A'タイプ向けとBタイプ向けという分類はしましたが、どちらのストレッチも、腰周りの「関節・骨」に起こっている問題を矯正するためのものです。そして、**腰周りの「関節・骨」におけるA・A'・Bそれぞれのタイプの問題は、かけ離れたものではなく、密接に関係しているものなのです。**

例えば、Aタイプの問題が中等度～重度になってくると、Bタイプの問題が現れ始めます。その後、Bタイプの問題が大きくなっていくわけですが、腰周りの「関節・骨」にはまだAタイプの問題が含まれています。

ひとことで言うと、**実は「A・A'・Bの混合タイプ」がほとんど**ということです。実際、当院の患者さんの症例実績からすると、**A・A'・Bの混合タイプが全体の約9割**を占めているくらいです。

この点を踏まえると、皆さんがセルフチェックテストをした結果、A・A'・B両方に当てはまる項目があったことに合点がいくでしょう。そして、A・A'タイプ向けとBタイプ向けのストレッチを両方行うことが理にかなっているとご理解いただけるはずです。さらに、セルフチェックテストでA・A'・Bタイプそれぞれに当てはまった個数に応じて両タイプ向けのストレッチを実践することが、最も効率的なこともご理解いただけると思います。

Q
QUESTION

しびれや違和感がよくなってからも、ストレッチは継続したほうがいいですか？

A
ANSWER

回数や種類を少なくしてもいいので、できるだけ続けていきましょう

しびれ・重だるさ・違和感・痛みがよくなったということは、関節・骨・筋肉などの状態が改善しているということでしょう。それはもちろん、いいことです。

しかし、**ここですっかり油断して、不調につながった「悪い日常生活習慣」などを繰り返してしまうと、つらい症状が再び現れることはじゅうぶんにありえます。**

そのため、症状がいったん解消されたとしても、しばらくはストレッチを続けることをおすすめします。実践頻度を下げて、**1日1回でもOKです。**また、何種類かのストレッチをしていたところを、**1～2種類に絞って行うだけでもかまいません。**

ストレッチを続けることで、再発防止につなげてください。

QUESTION

Q 坐《ざ》骨神経痛《こつしんけいつう》と腰痛で悩んでいます。どちらから先によくなりますか？

ANSWER

A 一般的には、腰痛が治まってから坐骨神経痛がよくなっていきます

腰の椎間板《ついかんばん》ヘルニアや脊柱管狭窄症《せきちゅうかんきょうさくしょう》によって現れる症状には、一般的なパターンがあります。通常は、**腰の痛み↓お尻の重だるさ・張り・痛み**↓脚、特にひざ下のしびれ・フワフワするような違和感などの**「知覚障害」**↓こむら返りの頻発や、歩きにくくなるなどの**「運動障害」**といった順番で、不調を感じるようになります。

症状がよくなっていく場合は、こむら返りや運動障害が現れなくなる↓腰の痛みが治まる↓お尻の重だるさ・張り・痛みが解消する↓脚、特にひざ下のしびれ・違和感などの知覚障害も治まるといったパターンが一般的です。

また、しびれ・違和感・痛みなどの各症状は、軽減する↓ちょっと強まる↓さらに

軽減するという**「小さな波」**を繰り返しながら、**全体的にみれば解消に向かって治まっていきます。**このような症状の改善・解消パターンをあらかじめ知っておくと、必要以上に不安や焦りを抱えることなく、セルフケアに取り組めると思います。

Q
QUESTION

血管の病気でも、脚にしびれや痛みが現れると聞きました。どんな病気ですか？

A
ANSWER

血管の動脈硬化が脚に起こった閉塞性動脈硬化症のことです

血管の動脈が硬くなって弾力性が失われた状態は、動脈硬化に相当します。専門的には、動脈硬化にはいくつかのタイプがあるとされていますが、一般的に動脈硬化といった場合は、**動脈の内膜（内側の壁）に隆起ができて血管が硬くなったり狭くなったりした状態を指します。**

このような動脈硬化が脚に起こり、脚の動脈が狭くなったり詰まったりした状態を**閉塞性動脈硬化症**《へいそくせいどうみゃくこうかしょう》と呼びます。そして、脚にしびれ・冷感・痛みが現れたり、**間欠性跛行**《かんけつせいはこう》（歩き始めて数分もすると、しびれや痛みで歩けなくなる症状）も現れたりします。

こうした症状は、坐骨神経痛の症状と非常によく似ています。ただし、閉塞性動脈硬化症による脚のしびれ・痛みなどを改善するためには、当然ですが閉塞性動脈硬化症の治療が必要です。

本書でお話ししてきた脚のしびれや痛みと、閉塞性動脈硬化症による脚のしびれや痛みを見分けるためのおおよその目安としては、**自転車に乗っているときに「楽に感じるか」「つらく感じるか」**というものがあります。本書にあるタイプの脚のしびれ・痛みを抱えている人では「楽に感じる」はずですが、閉塞性動脈硬化症による脚のしびれ・痛みがある人では、脚を頻繁に動かすので「つらく感じる」はずです。

ただし、これはあくまでも目安です。動脈硬化の発生には**血圧・血糖・コレステロール**などが関係していますから、これらの数値が高くて心配な人は**循環器内科**などで診てもらうといいと思います。

Q
QUESTION

杖やシルバーカーの上手な使いかたを教えてください

A
ANSWER

普段はなるべく使わないようにして、痛みがひどいときの「歩行補助具」にしてください

杖やシルバーカー（手押し車）は、**しびれや痛みが強いときには使っていただいてけっこうです。**症状を理由に家の中に引きこもるよりは、これらを活用して歩くほうがずっといいからです。

ただし、いずれも「歩行補助具」として活用してください。

普段はなるべく使わないようにして、**しびれや痛みがひどくなったときの転倒防止策と考えてください。**

いざ使うときのために用意するなら、**杖の高さや、シルバーカーの持ち手が、股関節よりも少し高いものがいいでしょう。**

\ 坐骨神経痛の人が意識すべき /

杖の使いかた

○

杖は足の代わりに1歩踏み出すイメージで、体からあまり離さず、持ち手部分に軽く手を添える程度にする。二本杖（ウォーキングポール）は、一本杖よりも重心がズレにくく、「いい姿勢」もキープしやすい。

一本杖の場合

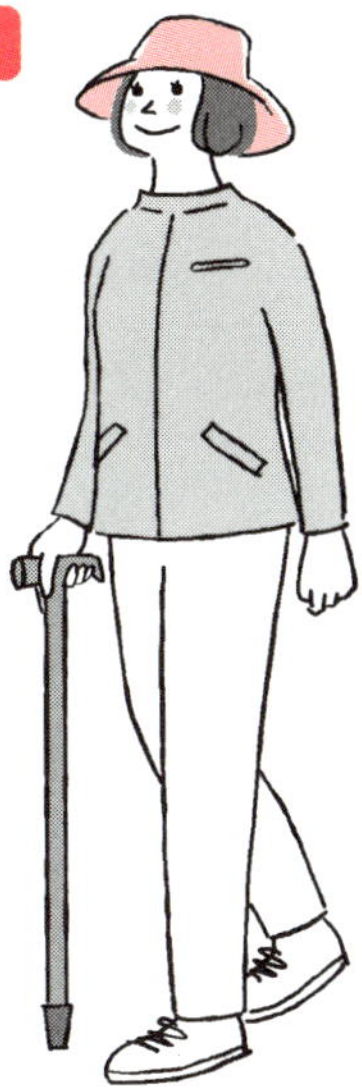

二本杖の場合

ポールの持ち手は
胸の位置に

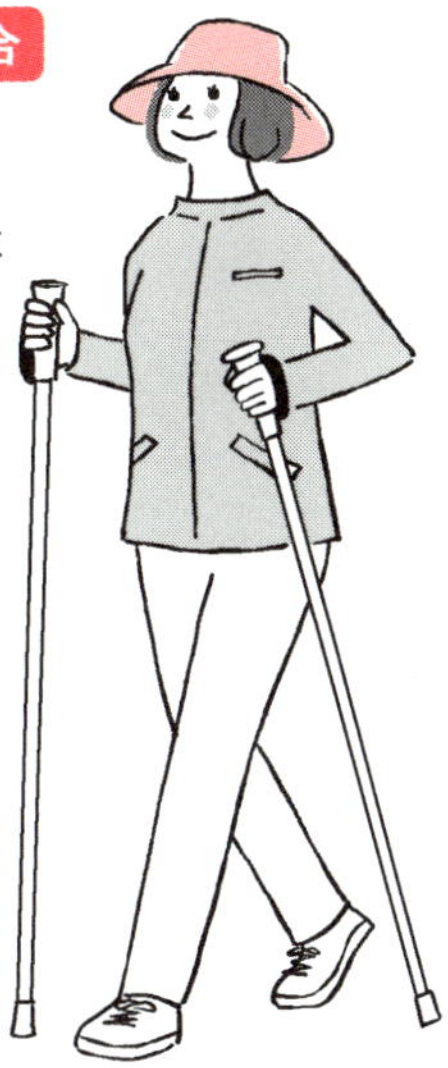

×

杖（一本杖）は、自分の体から離して使うと、どうしても寄りかかる前方重心になり、「前かがみの悪い姿勢」になってしまう。

※シルバーカーも同様

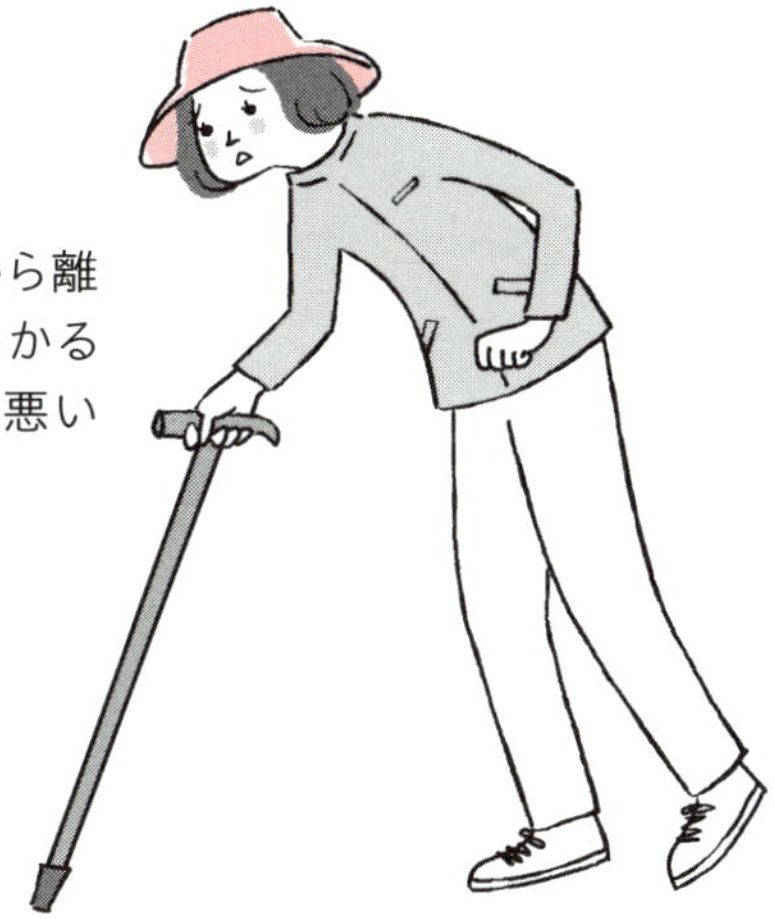

やっかいな症状を根本から断ち切りましょう

坐骨神経痛《ざこつしんけいつう》を発症すると、しびれや痛みのせいで安静を好む生活スタイルになり、なにごとにも消極的になってしまう人がいます。中には、ほとんど体を動かさない人もいます。

しかし、私が接してきた多くの患者さんの例からすると、そのような坐骨神経痛とのつき合いかたを続けていても、不調が消えることはまずありません。

下半身のしびれ・重だるさ・違和感・痛みなどの症状をほんとうに解消したければ、**その原因になっている関節や骨、筋肉を上手に動かし、血液の流れや神経の伝わりを活性化させ、坐骨神経痛対策になる生活習慣を身につけることがいちばんです。**

これは、数多くの患者さんを見ていても確信できますし、坐骨神経痛を自ら治した私自身の経験からも、声を大にしてお伝えしたいことです。

私は長年、軽度から重度にいたるまでの腰痛・首痛・ひざ痛・股関節痛などの患者さんを施術する「さかいクリニックグループ」を経営しています。
多数のメディアに紹介していただいたこともあり、恐縮ですが「ゴッドハンド」と呼ばれることも多く、**当院では延べ１００万人超の患者さんに接してきました。**そしてもちろん、坐骨神経痛を訴える人も多数施術し、さまざまな不調を完治に導いてきました。

本書でご紹介してきたセルフケア法は、そうした施術のメソッドを**誰でもご自宅で簡単に再現できるように工夫・考案したものばかりです。**ですから、やっかいな症状の数々を皆さん自身の力で根本から断ち切るための「強力な武器」になります。

厚生労働省の調査・研究発表によると、日本で腰痛を抱えている人は**約２７７０万人**いるとされています。

その中で坐骨神経痛の症状が現れている人の数は明らかになっていませんが、「坐骨神経痛の主な原因が腰痛であること」「当院の腰痛患者さんの約半数に坐骨神経痛があること」を考えると、日本で坐骨神経痛に悩む人は**１４００万人**にものぼるのかもしれません。

この数字を見ると、腰痛はもちろんのこと、坐骨神経痛も立派な「国民病」といっていいと思います。

このページを今読んでくださっているあなたが、ご自身の**坐骨神経痛の症状を改善・解消**することに加えて、そうした**国民病を克服する**ことにも本書が役立てば、著者としてこれほどうれしいことはありません。

最後に、本書を出版するきっかけをいただいたＧａｋｋｅｎの谷口陽一さんと関係者の皆様、とてもわかりやすいイラストを描き上げてくださった秋葉あきこさん、編集を協力してくださった泊　久代さん、原稿の構成を手伝ってくださった松尾佳昌さん、ほんとうにありがとうございました。

また、私を日々支えてくれている弊社のスタッフおよび家族、そして私に学びの機会を与えてくださる当院の患者さんの皆様に、心から感謝いたします。

２０２４年７月

さかいクリニックグループ代表　**酒井慎太郎**

参考文献・資料

- 酒井慎太郎『坐骨神経痛は自分で治せる!』(Gakken) 2019 年
- 酒井慎太郎『図解 今すぐ治せる! 脊柱管狭窄症』(Gakken) 2024 年
- 酒井慎太郎『椎間板ヘルニアは自分で治せる!』(Gakken) 2023 年
- 酒井慎太郎『脊柱管狭窄症は自分で治せる!』(Gakken) 2016 年
- 酒井慎太郎『分離症・すべり症は自分で治せる!』(Gakken) 2018 年
- 酒井慎太郎『坐骨神経痛は 99%完治する』(幻冬舎) 2016 年
- 吉村典子ほか「膝痛・腰痛・骨折に関する高齢者介護予防のための地域代表性を有する大規模住民コホート追跡研究」2012 年(厚生労働科学研究費補助金/疾病・障害対策研究分野/長寿科学総合研究事業より)

装丁	鈴木大輔(ソウルデザイン)
本文デザイン	仲條世菜(ソウルデザイン)
DTP	センターメディア
イラスト	秋葉あきこ
撮影	山上 忠
構成	松尾佳昌
編集協力	泊 久代
校正	佐藤春子、脇本直美

■著者プロフィール

酒井慎太郎《さかいしんたろう》

さかいクリニックグループ代表。千葉ロッテマリーンズ元公式メディカルアドバイザー。朝日カルチャーセンター講師。柔道整復師。テニスボールを使用した矯正の考案者。整形外科や腰痛専門病院などのスタッフとしての経験を生かし、腰・首・肩・ひざの痛みやスポーツ障害の疾患を得意とする。解剖実習をもとに考案した「関節包内矯正」を中心に、難治の腰痛、首痛、肩こりの施術を行っており、プロスポーツ選手や俳優など多くの著名人の治療も手がけ、施術実績100万人以上。TBSラジオ「腰痛おさらば塾」を15年間担当。雑誌『週刊ポスト』（小学館）で「健康寿命を100歳まで延ばす ゴッドハンド伝授3分体操」連載中。テレビ番組では「神の手を持つ治療家」として紹介されるなど、マスコミ出演も多数。著書『自分で治せる！』シリーズ（Gakken）の一部は実用書としては珍しく、ドイツ語などに翻訳されヨーロッパ全域で読まれている。YouTubeチャンネルも開設し、好評を博している。

YouTubeチャンネル「さかい関節痛おさらば塾」
https://www.youtube.com/@sakaicg

図解　今すぐ治せる！　坐骨神経痛

2024年 9 月10日　　初版第1刷発行

著　者　酒井《さかい》　慎太郎《しんたろう》
発行人　土屋　徹
編集人　滝口　勝弘
編集担当　谷口　陽一
発行所　株式会社Gakken
〒141-8416 東京都品川区西五反田2-11-8
印刷所　TOPPAN株式会社

●この本に関する各種お問い合わせ先
本の内容については、下記サイトのお問い合わせフォームよりお願いします。
https://www.corp-gakken.co.jp/contact/
在庫については　Tel 03-6431-1250（販売部）
不良品（落丁、乱丁）については　Tel 0570-000577
学研業務センター　〒354-0045 埼玉県入間郡三芳町上富279-1
上記以外のお問い合わせは　Tel 0570-056-710（学研グループ総合案内）